D1701308

Marlene Weinmann

Das richtige Schüßler-Salz für Ihren Typ

Weltbild

Inhalt

Nur die Gesundheit ist das Leben.
Friedrich von Hagedorn

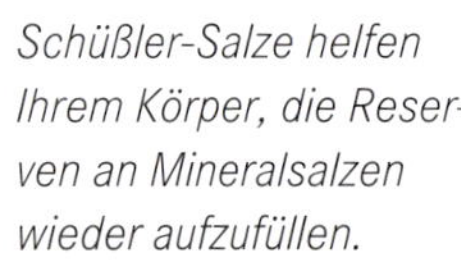

Schüßler-Salze helfen Ihrem Körper, die Reserven an Mineralsalzen wieder aufzufüllen.

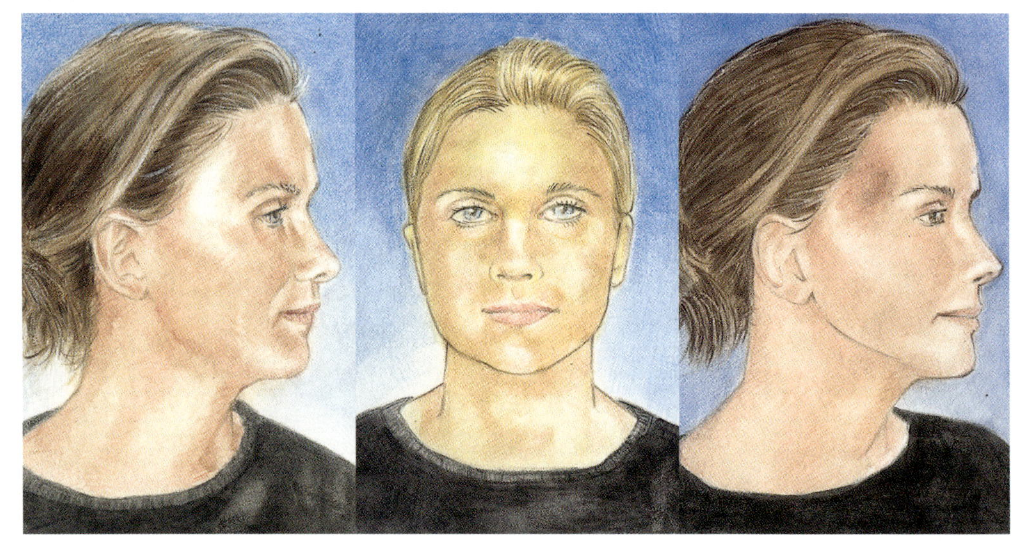

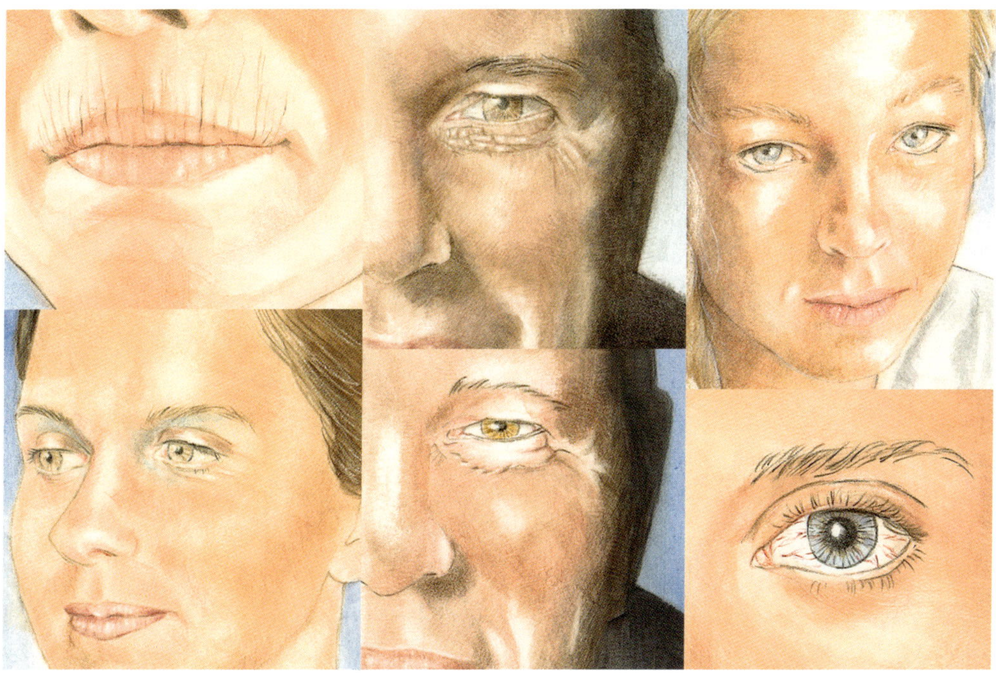

Mit der Antlitzdiagnose finden Sie schnell das richtige Salz.

> *Mit dem, was du selbst tun kannst, bemühe nie andere.*
> *Thomas Jefferson*

Eine alte Heilmethode, neu entdeckt

Vieles hat sich in den letzten Jahren im Gesundheitssystem bewegt. Die Budgetkürzungen der jüngsten Zeit haben auch ein Umdenken in Gang gesetzt: Immer mehr Menschen erkennen, dass sie selbst für ihre Gesundheit verantwortlich sind.

Eine sanfte Heilmethode für alle

Hier setzen die Schüßler-Salze an: die Lehre von der »Chemie des Lebens«, die von dem Arzt Wilhelm Heinrich Schüßler zu Beginn des letzten Jahrhunderts entwickelt wurde. Sie beruht auf der Erkenntnis, dass in jedem Gewebe des Körpers unterschiedliche Mineralsalze vorherrschen, die als wichtige Nährstoffe der Zellen die Gesundheit beeinflussen. Dr. Schüßler führte Erkrankungen daher auf Störungen der Zellfunktionen zurück. Durch die Gabe geeigneter Mineralsalze kann der entgleiste Zellstoffwechsel und damit das gesamte Körpersystem wieder ins gesunde Gleichgewicht gebracht werden.

Du leidest an einer alten Krankheit – willst du nicht ein altes Mittel dagegen nehmen?
Francesco Petrarca

Dr. Schüßler fand heraus, welche Anzeichen jeweils typisch für den Mangel an bestimmten Mineralien sind, und gab dann gezielt diese Mineralien – allerdings in einer aufbereiteten Form. Er übernahm die Methode der Potenzierung aus der Homöopathie, um den Zellen die Aufnahme der Mineralien in dieser verdünnten Form zu erleichtern. Die Heilerfolge von Dr. Schüßler waren so überzeugend, dass seine Methode über Generationen hinweg angewendet wurde. Heute erfreuen sich Schüßler-Salze immer größerer Beliebtheit – aus guten Gründen.

Das richtige Salz finden

Die so genannte Antlitz-Diagnose ermöglicht es jedem, relativ rasch und sicher das Salz zu finden, das im Körper fehlt und dafür verantwortlich ist, dass wir zu ganz bestimmten körperlichen, aber auch seelischen und mentalen Schwächen neigen.

Zur Antlitz-Diagnose brauchen Sie nur etwas Ruhe und Zeit. Sie können anhand der deutlichen Anzeichen, die ich Ihnen ab Seite 46 nenne, sehen, welches Salz bei Ihnen fehlt.

- Sehr häufig fehlt nicht nur ein Salz! Wenn Sie also Anzeichen des Mangels mehrerer Salze erkennen, ist das normal.
- Vergleichen Sie die im Text beschriebenen Signale auch mit den Zeichnungen, die die Merkmale deutlich darstellen.

Den ganzen Menschen heilen

Ein weiterer großer Vorteil der Salze ist ihre ganzheitliche Wirkung. Sie greifen auf allen Ebenen an – auf der körperlichen ebenso wie auf der seelischen: eine wichtige Voraussetzung für dauerhafte Gesundung. Denn fast jeder Erkrankung liegt eine Störung im körperlichen und psychischen Bereich zu Grunde. »Ihr« Schüßler-Salz hilft Ihnen, Störungen auszugleichen.

Es gibt keine Wundermittel

Schüßler-Salze sind keine Allheilmittel. Die Selbstbehandlung hat ihre Grenzen, die zu Ihrer Sicherheit immer klar ausgewiesen sind. Doch Schüßler-Salze sind ein natürliches und wirksames Heilverfahren, mit dem Sie gesundheitliche Störungen dort anpacken können, wo sie entstehen – auf der Ebene der Zellen. Mit Dr. Schüßlers Heilmethode werden Sie sich und Ihren Körper besser kennen lernen und können so rascher gegen Störungen Ihres Wohlbefindens einschreiten – mit Mitteln, die keine Nebenwirkungen haben.

Dieses Buch stellt Ihnen die Schüßler-Salze für die Selbstbehandlung vor. Sie erfahren, wie Sie

- das Schüßler-Salz finden, das Ihre angeborenen, für Sie und Ihre körperliche Konstitution typischen gesundheitlichen Schwachstellen ausgleicht und Ihnen so ein beschwerdefreieres Leben und mehr Lebensfreude schenkt.
- mit Schüßler-Salzen Beschwerden selbst behandeln können.

Es ist nicht genug,
zu wissen,
man muss es auch
anwenden;
es ist nicht genug,
zu wollen,
man muss es auch tun.
Johann Wolfgang von Goethe

Chemie des Lebens

Die neuen Erkenntnisse der Zellforschung seines Zeitgenossen Rudolf Virchow dachte Schüßler weiter und führte alle Erkrankungen auf Störungen der Zellfunktionen zurück – und auf das Fehlen der für ihre Funktionen lebensnotwendigen Mineralsalze. Schüßler fand heraus, dass durch die Gabe von Mineralsalzen der entgleiste Zellstoffwechsel wieder ins gesunde Gleichgewicht gebracht wird – und damit der gesamte Körper.

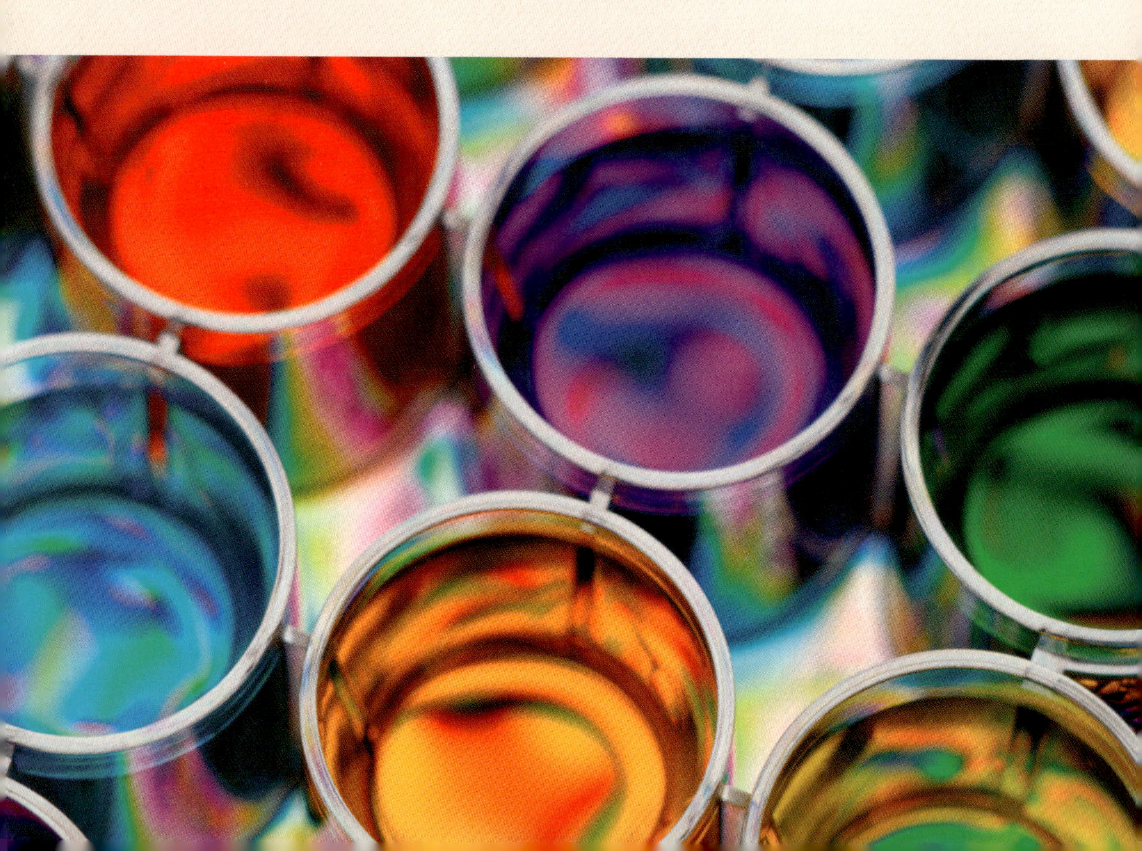

Wie alles begann

Die Therapie mit den Schüßler-Salzen wurde vor etwa 150 Jahren entwickelt – in einer Zeit, in der die Medizin sich sprunghaft weiterentwickelte: Es war die zweite Hälfte des 19. Jahrhunderts und der Beginn einer neuen Ära in Wissenschaft und Forschung. Rudolf Virchow, der große Gelehrte, engagierte Arzt und Menschenfreund wirkte an der Charité in Berlin. Louis Pasteur entwickelte in Paris bahnbrechende Impfstoffe, und Charles Darwin legte mit seiner Theorie der Entwicklung durch Auslese (Darwinismus) den Grundstein für ein neues Menschenbild. Es waren große, bewegte Forscherzeiten – auch im schleswig-holsteinischen Oldenburg. Hier, nur 350 Kilometer von Berlin und Virchow entfernt, befasste sich der Arzt Dr. Heinrich Wilhelm Schüßler (1821 bis 1902) mit einem neuen medizinischen Ansatz.

Dem Körperleben auf der Spur

»Was genau geschieht im Körper, und warum wird er krank?«, hatte sich Rudolf Virchow gefragt und die Antwort darauf in den kleinsten Einheiten unseres Körpers gefunden, in den Zellen. Er nannte sie den »Ausgangspunkt des Lebensprozesses und der Krankheitsentstehung«. Virchow, der auch in der Krebsforschung und -therapie neue Wege beschritt, folgerte daraus, dass »Krankheiten der Zellen zugleich Krankheiten des Körpers sind«. Die Weichen zwischen gesund und krank werden also in den Zellen, den kleinsten Bausteinen des Organismus, gestellt. Diese neuen Erkenntnisse ließen dem jungen Arzt Schüßler keine Ruhe. Er fragte sich, warum Zellen krank werden, und kam zu dem Schluss, dass eine Störung ihrer Funktionen Ursache für die Erkrankung sein müsste. Doch damit stand er erneut vor einem Rätsel, denn was muss geschehen, damit Zellen in ihrer Funktion so gestört werden, dass sie nicht mehr richtig arbeiten und der Mensch krank wird?

»Jedes Leiden beruht auf einer Störung der Zelle. Sie ist der Mittelpunkt aller vitalen Erscheinungen« – Rudolf Virchows Forschungen revolutionierten die Medizin.

Was Zellen brauchen

Schüßler fand auch auf diese Frage eine Antwort: »Zentrale Bedeutung für die Zellfunktionen haben Mineralstoffe«. Diese Erkenntnis des holländischen Forschers Jacob Moleschott (1822–1893) wurden zur zweiten Säule, auf die Schüßler seine neue Therapie aufbaute: »Gesund bleiben kann der Mensch nur, wenn er die nötigen Mineralstoffe in der erforderlichen Menge und im richtigen Verhältnis zueinander besitzt.«

Doch welche Mineralstoffe sind es, die den ganzen Organismus im Gleichgewicht halten? Angespornt von den wissenschaftlichen Pionierleistungen anderer, führte Schüßler selbst Forschungen der besonderen Art durch: Um eine Antwort auf seine Frage zu erhalten, untersuchte er die Asche aus den Krematorien auf ihren Gehalt an Mineralstoffen. Dabei fand er erstaunliche Parallelen zwischen den Erkrankungen der Verstorbenen und Störungen im Mineralstoffhaushalt. Für Schüßler als homöopathisch denkendem Arzt war damit rasch klar, dass er den Schlüssel zu einem neuen Denkansatz gefunden hatte. Er erkannte, dass Mineralsalze in den Zellen des Körpers in der richtigen Menge vorhanden sein müssen. Andernfalls gerät der Stoffwechsel der Zellen aus dem gesunden Gleichgewicht. Und das kann Krankheiten den Weg ebnen.

1874 veröffentlichte Schüßler seine »Abgekürzte Therapie«. Damit begann der Siegeszug seiner biochemischen Heilweise.

Schüßlers Grundidee

Führt man den Zellen die fehlenden Salze jedoch gezielt zu, können die durch den Mangel gestörten Funktionen wieder normalisiert werden, entdeckte Schüßler und begann seine Patienten nach diesem Grundsatz mit Mineralsalzen zu behandeln.

Im Lauf der Jahre verfeinerte Schüßler seine Behandlungsweise immer weiter. Bald therapierte der ehemalige Homöopath nur noch mit zwölf ausgewählten Mineralsalzen. Er nannte sie »Funktionsmittel«, denn jedes einzelne der Salze übt einen bestimmten Einfluss auf die Funktionen unseres Körpers aus.

Elektrisch positiv oder negativ geladene Atome heißen Ionen.

AUF GESUNDEM FUNDAMENT BAUEN

Schüßler-Salze schaffen die Basis für Gesundheit, indem sie entgleiste Körpervorgänge wieder in die richtige Spur bringen. Ihre Hebel setzen dazu an vielen Stellen an. So helfen sie uns beispielsweise, uns besser zu entspannen, oder dämpfen unsere Gelüste auf ungesunde Nahrungsmittel. Damit sind sie bestens geeignet zur Pflege der Gesundheit, sowohl zur Vorbeugung als auch zur Behandlung.
In der klassischen Biochemie ist jedem Salz eine Körperfunktion oder Beschwerde zugeordnet, bei der es sich besonders bewährt – ein guter erster Anhaltspunkt, um schnell zum wirksamsten Salz bei akuten Beschwerden zu finden:

- Calcium fluoratum – für die Gefäße und die Elastizität der Gewebe
- Calcium phosphoricum – für Aufbau und Regeneration
- Ferrum phosphoricum – bei Fieber
- Kalium chloratum – bei Entzündungen und für die Schleimhäute
- Kalium phosphoricum – für Nerven und Psyche
- Kalium sulfuricum – für den Stoffwechsel
- Magnesium phosphoricum – bei Schmerzen und Krämpfen
- Natrium chloratum – für Blut und Flüssigkeitshaushalt
- Natrium phosphoricum – zur Entsäuerung
- Natrium sulfuricum – zur Entschlackung und Entgiftung
- Silicea – für Haut und Bindegewebe
- Calcium sulfuricum – bei eitrigen Prozessen

Jedes Salz hat ein Hauptaufgabengebiet. Zusammen garantieren sie die Gesundheit von Körper, Geist und Seele.

Nur was ankommt, wirkt

Wir können dem Körper durch eine vielseitige und abwechslungsreiche Ernährung zwar Mineralstoffe in ausreichender Menge zuführen, doch wenn die Zellen sie nicht aufnehmen können, wenn ihre Aufnahmefähigkeit eingeschränkt ist – Schüßler nannte das »Verteilungsstörung« –, zieht das weite Kreise. Denn sobald der Mineralstoffhaushalt der einzelnen Zelle aus der Balance kommt, ist der gesamte Organismus beeinträchtigt. Entscheidend ist, was in der Zelle ankommt: Nur das kann wirksam werden. Es gilt also, die Mineralstoffe aus der Nahrung dorthin

Schüßler-Salze sind homöopathisch aufbereitet und können besonders leicht in die Zelle gelangen.

Ihr Blutbild mag ausreichend Mineralstoffe aufzeigen, nicht aber, ob Ihre Zellen auch in der Lage sind, die wertvollen Nährstoffe aus dem Blut aufzunehmen.

zu bringen, wo sie im Körper benötigt werden: dafür zu sorgen, dass jede einzelne Zelle bekommt, was sie für ihre Funktionsfähigkeit benötigt. Doch wie?
Die Antwort fand sich rasch im reichen Erfahrungschatz des Homöopathen Schüßler. Er potenzierte die Mineralsalze so, dass sie schneller an ihre Wirkstätten gelangen können: Über die Schleimhäute von Mundhöhle, Rachen und Speiseröhre unmittelbar ins Blut und auf direktem Weg in die Zellen.

Weniger ist mehr

Potenzieren erhöht trotz stofflicher Verminderung die Wirkung – Schüßler-Salze haben nicht umsonst so gute Behandlungserfolge.

Bei der Potenzierung oder Dynamisierung wird ein Teil der organischen Ausgangssubstanz wie Kalk oder Eisen mit neun Teilen Milchzucker oder Alkohol verrieben oder verschüttelt. Heraus kommt dabei ein zehnprozentiges Stoffgemisch, eine so genannte D1 mit dem Verhältnis 1:10. Dieser Vorgang lässt sich beliebig oft wiederholen – bis die gewünschte Potenz erreicht ist. Für D6 wurde die Ausgangssubstanz also sechsmal nacheinander im Verhältnis 1:10 verdünnt. Ein Mittel mit der Potenz D6 enthält daher nur noch ein Millionstel von der ursprünglichen Menge der Ausgangsubstanz.

KEIN HOMÖOPATISCHES VERFAHREN

Zwischen der Behandlung mit Schüßler-Salzen und der Homöopathie gibt es jedoch Unterschiede, auch wenn ihre Mittel nach dem gleichen Prinzip hergestellt werden. »Mein Heilverfahren ist kein homöopathisches«, so Schüßler in seiner »Abgekürzten Therapie«. Es »gründet sich nicht auf das Ähnlichkeitsprinzip, sondern auf die physiologisch-chemischen Vorgänge, die sich im menschlichen Körper vollziehen.«
Anders als in der Homöopathie wird in Schüßlers Biochemie das passende Mittel also nicht nach dem Prinzip der Ähnlichkeit ausgewählt. Denn bei den Salzen des Lebens muss die Wirkung nicht mit dem zu behandelnden Krankheitsbild übereinstimmen.

Nach dem Potenzieren werden die Mineralsalze in Milchzucker, etwas Maisstärke und Magnesiumstearat – ein Hilfsmittel zum Auflösen – verpackt und zu Tabletten gepresst.

Das Geheimnis der Schüßler Salze

»Krankheiten entstehen durch Mangel an bestimmten lebenswichtigen Mineralien. Durch Zuführen der fehlenden Stoffe tritt Heilung ein.« Dr. Heinrich Wilhelm Schüßler

Schüßler-Salze ersetzen nicht einfach nur, was fehlt. Sie bewirken wesentlich mehr. Sie greifen regulierend in den Stoffwechsel der Zellen ein. Anders als Mineralstoff-Präparate dienen die Salze des Lebens nicht dem mengenmäßigen Ausgleich eines Mangels. Vielmehr helfen sie den Zellen, die Mineralstoffe aus der Nahrung optimal nutzen zu können. Der Grund hierfür liegt im Detail – in der Aufbereitung. Denn durch die Potenzierung haben Schüßler-Salze andere Eigenschaften in ihrer Wirkung als »normale« grobstoffliche Mineralsalze. Sie übermitteln den Zellen die Information, wie sie besser auf das Angebot an Nährstoffen zurückgreifen können, und geben ihnen so den Impuls, sich selbst wieder ins Gleichgewicht zu bringen. Damit wird die körpereigene Fähigkeit zur Selbstheilung wiederhergestellt. Schüßler-Salze zielen daher auf umfassende, langfristige Gesundung ab und nicht nur auf kurzzeitige Symptomfreiheit. Dazu setzen sie an der Basis der Gesundheit an – den Zellen.

Schüßler-Salze fördern die Funktionen der Zellen, Gewebe und Organe. Deshalb nennt man sie auch Funktionsmittel.

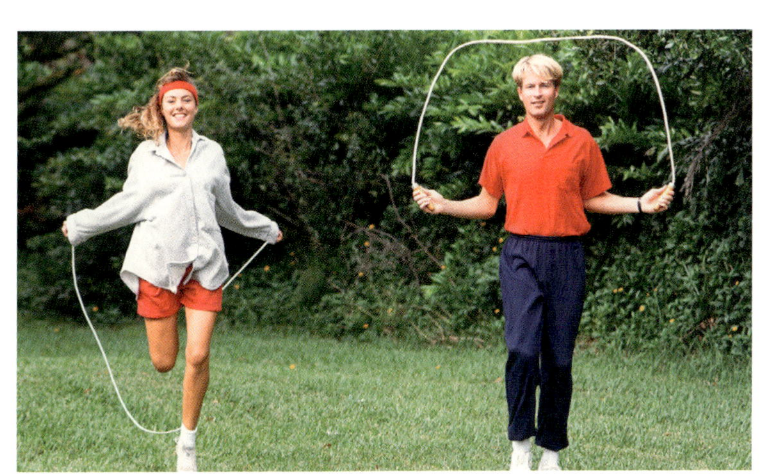

Gesund und vital bis in die Zellen mit Schüßler-Salzen.

Grundlagen der Selbstbehandlung

Bevor Sie die Salze und deren Eigenschaften im Einzelnen kennen lernen, sollten Sie wissen, wie Sie diese richtig anwenden. Dies ist zwar denkbar einfach - dennoch gibt es einiges zu berücksichtigen, damit die Salze ihre Wirkungen auch in vollem Umfang entfalten können.

Für Säuglinge und Kleinkinder zerdrücken Sie die Tablette und geben das Pulver direkt auf die Zunge. Alternativ mischen Sie es der Flaschennahrung bei.

Schüßler-Salze schluckt man nicht wie Tabletten oder Pillen, sondern man lässt sie langsam auf der Zunge zergehen. Damit beginnt die Wirkung der Schüßler-Salze bereits mit der Aufnahme der feinstverteilten Arzneistoffe durch die Mundschleimhaut. Das langsame Zerfallen im Mund gehört zum Heilplan.

- Damit die Salze ihre Wirkung optimal entfalten können, sollten Sie diese nicht zu den Mahlzeiten einnehmen. Als Faustregel gilt: 30 Minuten vor oder eine Stunde nach dem Essen.
- Kaffee, Schwarztee, Pfefferminze, Kakao, ätherische Öle und künstliche Süßstoffe können die Aufnahme der Schüßler-Salze beeinträchtigen - deshalb also unmittelbar vor oder nach der Einnahme meiden.
- Schüßler empfahl, seine Funktionsmittel in der Potenz D6 einzunehmen. Ausnahmen bilden die Salze Nr. 1, 3 und 11: Sie werden in der Potenz D12 angewendet.

Beschwerden behandeln

Prinzipiell sollte man nur ein Schüßler-Salz einnehmen. Müssen Sie aber dennoch zwei oder gar drei nehmen, sollte zwischen der Einnahme jeweils mindestens eine Stunde liegen.

Wollen Sie akute Beschwerden behandeln, gelten prinzipiell zwei Dinge:

1. So schnell mit der Einnahme beginnen, wie möglich.
2. Je ausgeprägter die Symptome sind, desto häufiger sollten Sie die Salze einnehmen.

- Lassen Sie anfangs alle fünf Minuten, später viertel- bis halbstündlich eine Tablette auf der Zunge zergehen.
- Kinder unter 12 Jahren nehmen halb- bis einstündlich eine Tablette ein.

- Setzen Sie die Behandlung fort, bis die akuten Beschwerden abgeklungen sind, was meist bereits nach wenigen Stunden der Fall ist. Danach reduzieren Sie die Einnahme der Tabletten auf alle zwei Stunden. Am nächsten Tag nehmen Sie nur noch dreimal täglich eine Tablette.

Bei chronischen Beschwerden ist – das liegt in ihrer Natur – auch eine längere Behandlung erforderlich. Das kann bedeuten, dass Sie das Salz über mehrere Wochen einnehmen müssen, bis die Beschwerden abgeklungen sind. Erwachsene nehmen drei- bis viermal täglich zwei Tabletten, Kinder unter 12 Jahren nehmen drei- bis viermal täglich nur eine Tablette.

Konstitutionelle Schwächen und typbedingte Beschwerden behandeln Sie im Rahmen einer Konstitutionsbehandlung – mit dem für Sie passenden Schüßler-Salz (→ Seite 64).

Die aus der Homöopathie bekannte Erstverschlimmerung – Zeichen dafür, dass das richtige Mittel gewählt wurde – tritt bei Schüßler-Salzen nicht auf.

Äußerliche Anwendung

Zur äußerlichen Anwendung eignen sich die biochemischen Salben (→ Seite 39), die Sie ebenso wie die Tabletten in der Apotheke erhalten. Die in den Salben enthaltenen Mineralsalze werden über die Haut aufgenommen.

Biochemische Salben bekommen Sie ebenso wie die Tabletten in der Apotheke.

DIE REGELPOTENZEN

Schüßler empfahl, seine Funktionsmittel in der Potenz D6 einzunehmen. Mit Ausnahme der Salze Nr. 1, 3 und 11: Sie werden in der Potenz D 12 angewendet.

Die Regelpotenzen für die zwölf Salze im Überblick:

Nr. 1	*Calcium fluoratum*	D 12	Nr. 7	*Magnesium phosphoricum*	D6
Nr. 2	*Calcium phosphoricum*	D6	Nr. 8	*Natrium chloratum*	D6
Nr. 3	*Ferrum phosphoricum*	D 12	Nr. 9	*Natrium phosphoricum*	D6
Nr. 4	*Kalium chloratum*	D6	Nr. 10	*Natrium sulfuricum*	D6
Nr. 5	*Kalium phosphoricum*	D6	Nr. 11	*Silicea*	D 12
Nr. 6	*Kalium sulfuricum*	D6	Nr. 12	*Calcium sulfuricum*	D6

- Sind Ihre Beschwerden besonders stark ausgeprägt, sollten Sie Salben und Tabletten gemeinsam verwenden. Ansonsten genügen die Salben, bei akuten Symptomen anfangs in Abständen von 15 bis 30 Minuten. Sobald sich eine spürbare Besserung einstellt, reduzieren Sie die Anwendung der Salbe auf zwei- bis dreimal täglich.

Bei bereits länger bestehenden, chronischen Beschwerden empfiehlt sich ein Verband. Damit ersparen Sie sich das mehrmals tägliche Einreiben.

- Eine andere Möglichkeit zur äußerlichen Anwendung der Schüßler-Salze sind feuchte Umschläge. Dazu lösen Sie zehn Tabletten des jeweiligen Salzes in einem Liter frisch abgekochtem Wasser auf. Damit tränken Sie eine Mullbinde und legen diese auf die zu behandelnde Stelle. Auch die feuchten Umschläge sind mehrmals täglich zu wechseln.

Allergie gegen Milchzucker?

Wenn Sie das Enzym Laktase nicht vertragen, lösen Sie das jeweilige Salz in abgekochtem, heißem Wasser auf. Schluckweise einnehmen und ein bis zwei Minuten im Mund lassen. Nun der Trick: Das Wasser nicht schlucken, sondern ausspucken.

Globuli und Tropfen mit Schüßler-Salzen erhalten Sie ebenso wie Tabletten und Salben in der Apotheke.

- Die elegantere Version sind Globuli. Diese kleinen Streukügelchen werden statt auf Milchzuckerbasis mit Rohrzucker hergestellt. Ein Globulus entspricht einer Tablette.
- Eine andere Alternative sind Tropfen, die jedoch Alkohol enthalten. Für Kinder und alle, die Alkohol meiden müssen, ist diese Möglichkeit also tabu.

Grenzen der Behandlung

Schüßler-Salze sind ideal zur Behandlung einfacher Gesundheitsstörungen. Ernste Erkrankungen gehören ausnahmslos in ärztliche Therapie – hier müssen Sie die Verantwortung für Ihre Gesundheit in andere, fachkundige Hände legen.

Bei unklaren oder chronischen Beschwerden sollten Sie sich vor der Selbstbehandlung vom Arzt beraten lassen.
Halten akute Alltagsbeschwerden trotz Ihrer Behandlung länger als drei Tage an, müssen Sie den Rat eines Arztes einholen.

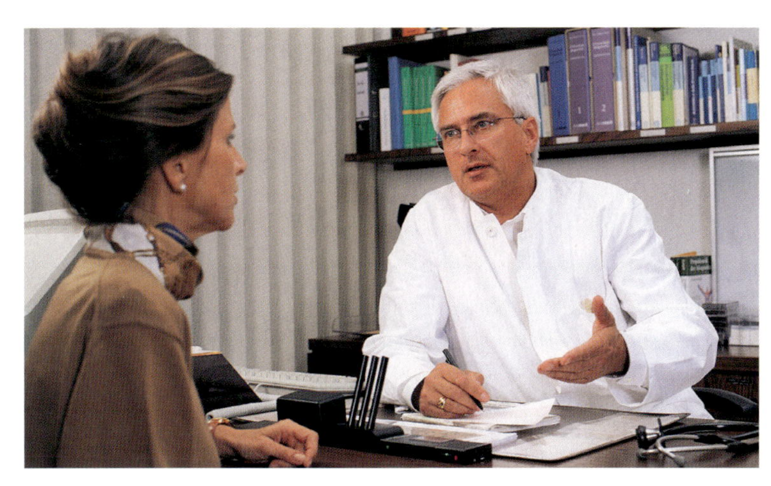

Bei ernsthaften Erkrankungen ist der Gang zum Arzt ein Muss.

»Zu Risiken und Nebenwirkungen ...«

... gibt es vergleichsweise wenig zu sagen. Denn Schüßler-Salze sind ausgesprochen gut verträglich. Nebenwirkungen müssen Sie also nicht befürchten.

Haben Sie ein »falsches« Salz eingenommen, macht das nichts: Es zeitigt einfach keine Wirkung, weder zum Guten noch zum Schlechten.

Auch Wechselwirkungen mit anderen Medikamenten gibt es bei Schüßler-Salzen keine. Sie können also zugleich andere Arzneimittel, ob homöopathische oder schulmedizinische, einnehmen. Vielfach verstärken oder ergänzen sich die Medikamente sogar in ihrer Wirkung: Schüßler-Salze können eine andere Behandlung oftmals gut unterstützen. So wirken beispielsweise Eisen-Präparate in Kombination mit Ferrum phosphoricum, dem Salz Nr. 3, besser und nachhaltiger.
Wenn Sie Schüßler-Salze im Verbund mit anderen Präparaten nehmen möchten, klären Sie vorher mit Ihrem Arzt ab, ob aus medizinischer Sicht nichts gegen die zusätzliche Einnahme spricht.

Beschwerden behandeln

Schüßler-Salze füllen nicht nur die Mineralstoff-Tanks der Zellen. Sie tragen auch dazu bei, dass die Reserven lange vorhalten, indem sie den Zellen, den kleinsten Bausteinen des Körpers, dabei helfen, auf das im Körper vorhandene Nährstoffangebot zurückzugreifen.

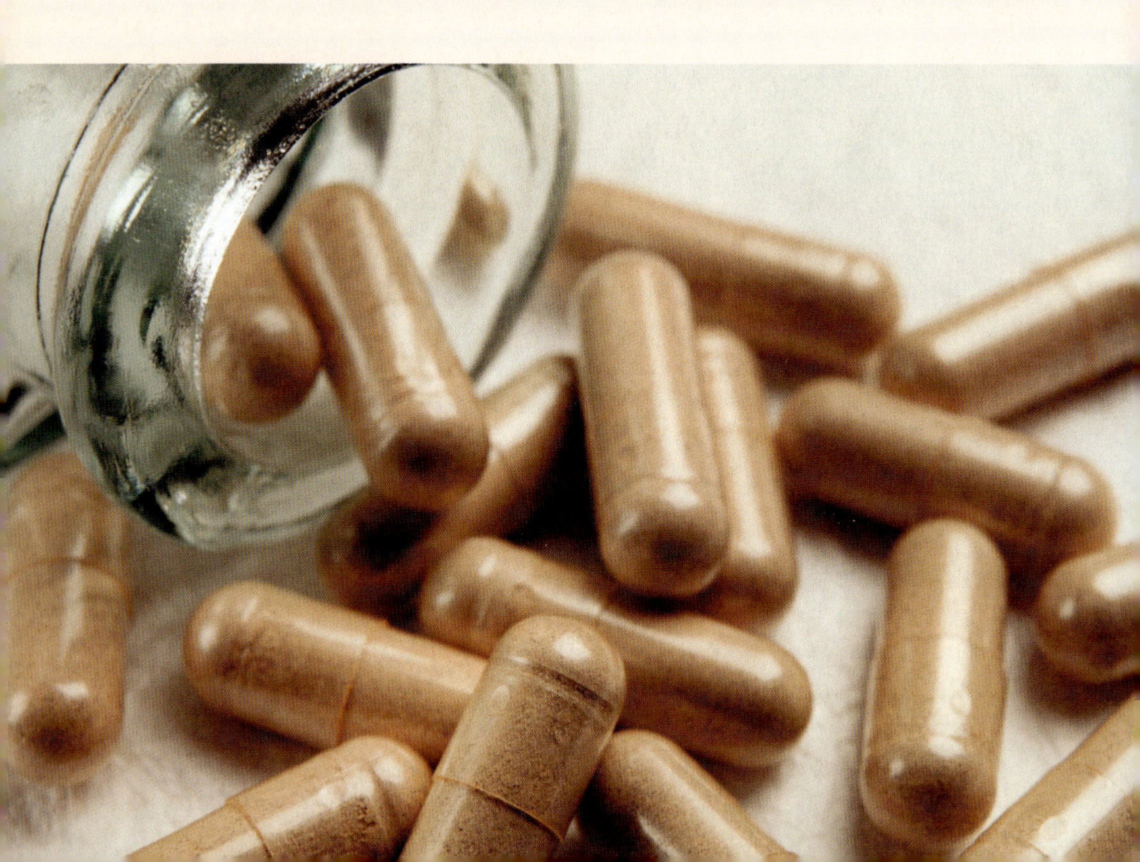

Wie die Zellkonstitution uns prägt

Der Bedarf an Mineralstoffen ist von Mensch zu Mensch unterschiedlich, denn wir unterscheiden uns nicht nur in Schuhgröße und Kragenweite voneinander.
Auch die persönliche Biochemie des Körpers funktioniert jeweils ein wenig anders. Festgelegt in den Zellen, prägt sie als so genannte Konstitution unsere gesamte Beschaffenheit. Sie bestimmt daher auch die typischen körperlichen und psychischen Merkmale eines jeden und macht uns zum Beispiel anfälliger für bestimmte Krankheiten. Die Konstitution entscheidet auch darüber, wann unsere Zellen Nachschub brauchen - und welche Salze sie benötigen.

Schüßler-Salze können den entgleisten Stoffwechsel der Zellen nachhaltig regulieren.

ELEMENTE DES LEBENS

Mineralstoffe sind essenzielle, das heißt lebensnotwendige Nährstoffe. Unser Körper kann sie selbst nicht herstellen, und deshalb müssen wir sie ihm über unsere Nahrung liefern. Gelöst in Blut, Lymphe und Zellflüssigkeit zirkulieren die Mineralstoffe durch den gesamten Körper - wie eine schlagkräftige Armada, unterwegs im Dienst der Gesundheit.
Man unterscheidet die Mineralstoffe in Makronährstoffe und Mikronährstoffe, die auch Spurenelemente genannt werden. Zu den Makronährstoffen (griechisch »makro« = »groß«), die der Körper in großen Mengen braucht, zählen Kalzium, Natrium und Kalium. Zu den Spurenelementen, die nur in geringen Mengen im Körper vorkommen und benötigt werden, gehören Eisen, Fluor und Zink. Was jedoch nicht heißt, dass sie weniger wichtig sind.

Mineralien werden in der Chemie/Physik auch als Elektrolyte bezeichnet. Das sind alle Stoffe, die in einer wässrigen Lösung elektrischen Strom leiten können. Die Moleküle eines Elektrolyten trennen sich bei der Lösung in Wasser in frei bewegliche elektrisch geladene Ionen.

Der Zellkonstitution auf der Spur

Ebenso wie unsere typischen Schwächen ihren Ausgang auf der zellulären Ebene nehmen, finden sich ihre Spuren auch in unserem Gesicht, das einem erfahrenen Behandler deshalb schnell Auskunft über unsere angeborene Konstitution gibt.

Gewissermaßen »hinter den Kulissen« weisen unsere Schwächen auf die zugrunde liegende Konstitution hin, denn ein aus der Balance geratener Mineralsalzhaushalt zeigt sich in typischen körperlichen und psychischen Störungen.
So hat Schüßler über viele Jahre hinweg die verschiedenen Eigenschaften und Symptome seiner Patienten beobachtet und zusammengetragen. Es entstand eine umfangreiche Sammlung typischer Merkmale, die er schließlich wiederum bestimmten Salzen zuordnete.

Wenn Sie das Salz oder die Salze ausfindig machen, die Ihnen fehlen, können Sie Ihre Gesundheit von Grund auf sanieren.

Auf der Basis dieser so genannten Signaturen – von lateinisch »signum« = »Zeichen« – können verschiedene Salz-Typen unterschieden werden.
Zu welchem Sie gehören, zeigt Ihnen deshalb zum einen der Blick in Ihr Gesicht. Die Anlitzdiagnose ist ein wichtiger Wegweiser zum passenden Salz (→ Seite 46). Zum anderen sollten Sie Ihre charakteristischen körperlichen und psychischen Schwachpunkte beachten, die oftmals in Krisenzeiten aufbrechen.

AKUT ODER KONSTITUTIONELL?

Akute Beschwerden können Ihnen keinen Hinweis darauf geben, welcher Salz-Typ Sie sind. Dazu müssen die Störungen wiederholt auftreten. Leiden Sie augenblicklich an Konzentrationsschwierigkeiten und sind sehr nervös, wäre beispielsweise Salz Nr. 5 angezeigt. Das bedeutet aber noch lange nicht, dass Sie deshalb ein Kalium-phosphoricum-Typ sind.
Aus diesem Grund wird bei der Behandlung mit Schüßler-Salzen stets unterschieden, ob akute oder konstitutionelle Beschwerden behandelt werden sollen. Typbedingte körperliche und psychische Schwächen werden im Rahmen einer Konstitutionstherapie behandelt. Sie ist keine Sache von einigen wenigen Tagen Behandlung. Um Ihre konstitutionellen Störungen nachhaltig auszugleichen, müssen Sie das betreffende Salz über mehrere Wochen einnehmen. Schließlich haben sich die Speicher Ihrer Zellen auch nicht von heute auf morgen geleert.

Stummes Schwinden

Abgesehen von der Konstitution bestimmen auch äußere Umstände über das Quantum dessen, was unsere Zellen für ihre optimale Fitness brauchen. Vieles an unserem Lebensstil lässt den Bedarf an Mineralstoffen in die Höhe schnellen. Rauchen und viel Alkohol zehrt beispielsweise stark an den Reserven, vor allem an Eisen und Magnesium. Bis Sie das jedoch spüren, dauert es seine Zeit – und darin liegt das Problem. Gesundheitliche Beschwerden entwickeln sich schleichend aus einem Mangel an Vitalstoffen. Der wird meist erst erkannt, wenn die Alarmglocken laut klingeln – und da ist es oft bereits »fünf vor Zwölf«.

Der Salzmangel beginnt ganz langsam, doch wenn der Schaden einmal entstanden ist, zieht er weite Kreise. Mit einer Kur können Sie den Mangel ausgleichen (→ Seite 64).

Kleine Ursache – große Wirkung

Geringfügige Mängel rufen über lange Zeit, oftmals über Jahre, keine Symptome hervor. Die stummen Warnungen unseres Körpers – wie etwa Muskelverspannungen bei schwindenden Magnesiumvorräten – werden leicht übersehen. Selbst die Spurensuche im medizinischen Labor, eine Blutuntersuchung, bietet keine hundertprozentige Sicherheit. Sogar mit modernen Messtechniken sind leichte Mängel vielfach nicht im Blutbild nachweisbar. Was durch das Raster fällt, ist aber genau das, was auf Dauer gesundheitlichen Schaden anrichtet. Die heimliche Aufzehrung der Reserven macht es so wichtig, den Pegel an Mineralstoffen dauerhaft auf optimaler Höhe zu halten. So leisten Schüßler-Salze einen großen Beitrag zur Pflege der Gesundheit.

Auch Heißhunger auf bestimmte Speisen gibt wertvolle Hinweise: Wer sich beispielsweise Schokolade kaum verkneifen kann, hat oft einen Mangel an Magnesium phosphoricum.

Was den Zellbedarf erhöht

- Rauchen
- Psychischer Stress und emotionale Anspannung
- Unregelmäßige Mahlzeiten
- Zu fett- und eiweißreiche Ernährung
- Viel Alkohol und Kaffee
- Schwangerschaft und Stillzeit

- Chronische Erkrankungen, z. B. Diabetes
- Schwere Krankheiten und Operationen
- Regelmäßige Einnahme von Medikamenten, beispielsweise Kortison
- Große Mobilität, vor allem häufige Flüge
- Schichtdienst oder Nachtarbeit

Die biochemischen Heilmittel

Die Zeichen für lange bestehende Ungleichgewichte und Mängel – die für die einzelnen Salze typischen Störungen – sind im folgenden Kapitel ausführlich dargestellt.

Bevor Sie sich auf die Suche nach dem richtigen Salz für Ihren Konstitutionstyp machen, sollen Sie diese Salze des Lebens im Einzelnen kennen lernen. Ich zeige Ihnen zunächst, welche Aufgaben die Schüßler-Salze im Körper übernehmen, bei welchen akuten Beschwerden sie Ihnen helfen und worin sich ein akuter Mangel zeigen kann.
Anschließend können Sie sich in weiteren Beschreibungen ein Bild von den 12 Ergänzungsmitteln sowie von den Schüßler-Salben machen.

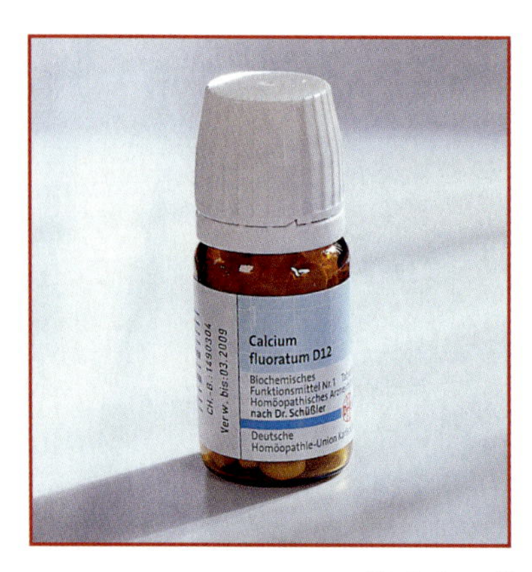

Nr. 1 Calcium fluoratum – Kalziumfluorid (Fluss-Spat)

Kalziumfluorid besteht aus Kalzium und Fluor. Kalzium (Kalk) ist der elementare Baustoff unserer Knochen und des Bindegewebes. Sehr wichtig ist es auch für die Weiterleitung von Nervenimpulsen, sowohl im Nervensystem als auch im Bereich der Muskeln. Fluor dagegen baut die härteste Substanz unseres Körpers auf – den Zahnschmelz. Nicht von ungefähr enthält Zahnpasta dieses Mineral.
Kalziumfluorid spielt damit überall dort in unserem Körper eine zentrale Rolle, wo Gewebe aufgebaut und Strukturen mechanisch gestärkt werden müssen wie in der Knochenhaut, in der Oberhaut, in Zell- und Gefäßwänden ebenso wie in Sehnen und Bän-

dern. Darüber hinaus hält Kalziumfluorid die Muskeln, Bänder und Sehnen elastisch und stabil. Es härtet den Zahnschmelz und kräftigt die Wände der Blutgefäße.
Ist der Kalziumfluorid-Haushalt gestört, führt das zu einer Erschlaffung der elastischen Gewebe. Die Folgen sind Bindegewebsschwäche, Falten und Risse in der Haut. Auch eine Neigung zu Karies ist typisch. Ebenso kann es zu einer Senkung der Organe kommen und zur Verhärtung von Geweben. Das äußert sich unter anderem in starker Hornhaut.

Kalziumfluorid ist das Salz für Bindegewebe, Knochen, Gelenke, Sehnen und Zähne.

Wann Sie Calcium fluoratum anwenden sollten

Salz Nr. 1 ist das wichtigste Mittel zur Kräftigung von Knochen, Zahnschmelz, Haut, Bändern und Gelenken. Entsprechend gut hilft es Ihnen bei:

Empfohlene Regelpotenz: D12.

- Faltiger, vorzeitig gealterter Haut (hier vor allem die Salbe Nr. 1, → Seite 39)
- Rissiger Haut an Händen und Lippen
- Schwachem Bindegewebe
- Bandscheibenschäden
- Haltungsschwäche
- Senk-, Spreiz- oder Knickfuß
- Gelenkbeschwerden und Knochenschwund (Osteoporose) zur unterstützenden Behandlung
- Verhärtungen der Haut, etwa an Warzen
- Zahnfleischschwund
- Neigung zu Karies (vorbeugend)
- Starker Hornhautbildung (an Händen und Füßen)
- Gewebserschlaffung, vor allem nach Gewichtsabnahme
- Schwangerschaftsstreifen
- Wulstigen, unschönen Narbenrändern, so genannten Kelloiden (hier vor allem die Salbe Nr. 1, → Seite 39)
- Krampfadern und Besenreisern
- Hämorrhoiden

Von Kalziumfluorid sollten Sie täglich nicht mehr als vier Tabletten einnehmen.

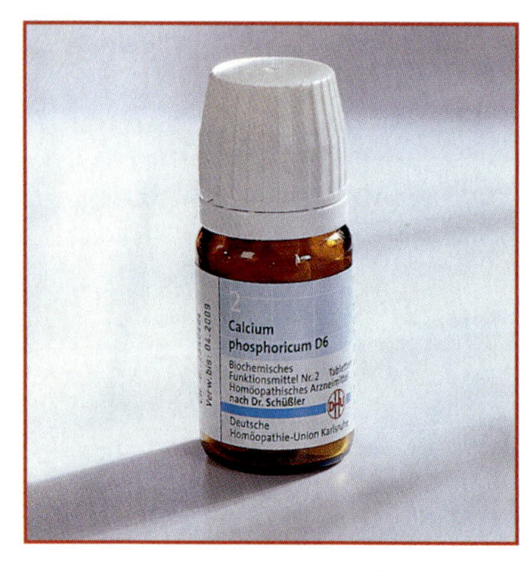

Nr. 2 Calcium phosphoricum – Kalziumphosphat

Von keinem anderen Schüßler-Salz kann der Körper größere Vorratsspeicher bilden als von Kalziumphosphat. Calcium phosphoricum kommt am reichlichsten in unseren Zellen vor, allen voran in den Zellen von Knochen. Es spielt eine zentrale Rolle bei allen Körpervorgängen, die Wachstum und Neubildung dienen. Kalziumphosphat ist das wichtigste Aufbau- und Regenerationsmittel in der Biochemie. Unser Körper benötigt es zur Erneuerung seiner Zellen, zur Muskelerregung und zum Aufbau von Zahn- und Knochensubstanz - nicht umsonst gibt man Kalziumphosphat vor allem nach Knochenbrüchen. Darüber hinaus beeinflusst dieses Salz die Gerinnungsfähigkeit des Blutes günstig. Wer beispielsweise zu Nasenbluten oder starkem Bluten nach Verletzungen, z.B. Schnittwunden, neigt, der ist bei Calcium phosphoricum genau richtig.

Kalziumphosphat können Sie bei Knochen- und Zahnerkrankungen auch gut im Wechsel mit Salz Nr. 1, Calcium fluoratum, anwenden.

Wann Sie Calcium phosphoricum anwenden sollten

Zu Kalziumphosphat sollten Sie immer dann greifen, wenn Heilungs- und Wachstumsprozesse zu fördern sind. Eines der wichtigsten Einsatzgebiete sind beispielsweise schlecht heilende Knochenbrüche. Ebenso ist das zweite Schüßler-Salz in der Rekonvaleszenz nach schweren und langen Krankheiten sowie in der Schwangerschaft angezeigt. Vor allem in Kombination mit Natrium chloratum (→ Seite 30) kann es dem Körper helfen, sich schneller zu regenerieren. Weitere Heilanzeigen sind:

Kalziumphosphat ist das Salz für Muskeln, Zellerneuerung, Knochen, Zähne, Blutbildung und Regeneration.

- Zahnerkrankungen
- Störungen bei der Zahn- und Knochenbildung
- Schwächezustände
- Rasche Erschöpfbarkeit
- Nervös bedingte Beschwerden (vor allem bei Kindern)
- Schlafstörungen (besonders bei Kleinkindern)

- Blutarmut
- Nasenbluten
- Neigung zu starkem Bluten
- Wadenkrämpfe
- Lungenleiden
- Allergien, vor allem Milchunverträglichkeit
- Menstruationsbeschwerden

Empfohlene Regelpotenz: D6.

Nr. 3 Ferrum phosphoricum – Eisenphosphat

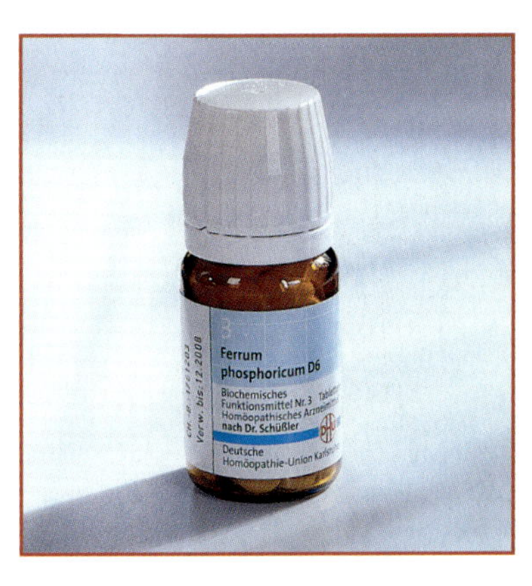

Wie Salz Nr. 2 hat auch Eisenphosphat ein weites Spektrum an Aufgaben im Körper zu übernehmen: »Ferrum phosphoricum sollte in keinem Haushalt fehlen«, hat es ein Schüßler-Therapeut deshalb einmal formuliert.

Welche wichtige Rolle Eisen spielt, wird den meisten Lesern bekannt sein. Nicht umsonst findet es sich in allen Zellen unseres Körpers. Es ist unentbehrlicher Baustein des roten Blutfarbstoffs, des Hämoglobins. Dieses bindet Sauerstoff und transportiert ihn über den Blutweg an alle Zellen. Deshalb sinkt unsere Leistungsfähigkeit ab, sobald uns Eisen fehlt. Typische Anzeichen dafür sind Müdigkeit, Muskel- und Konzentrationsschwäche wie auch ein schwaches Immunsystem. Ohne Eisen können zudem zahlreiche Enzyme nicht mehr richtig arbeiten.

Wer viel Kaffee und schwarzen Tee trinkt, leert seine Eisenspeicher schneller. Denn diese Getränke enthalten Stoffe, die die Aufnahme von Eisen behindern.

Ferrum phosphoricum ist daher eines der wichtigsten Salze zur Stärkung Ihrer Leistungskraft – körperlich wie geistig. Schließlich sorgt Eisen dafür, dass die Zellen mehr Sauerstoff erhalten, und kurbelt so die Energiegewinnung an. Darüber hinaus fördert Eisenphosphat die Stoffwechselaktivität und erhöht die Schlagkraft des Abwehrsystems. Eisenphosphat ist deshalb das Hauptmittel bei beginnenden Entzündungen.

Eisenphosphat ist das Salz für Immunsystem, Stoffwechsel, Blut und Gefäße.

Wann Sie Ferrum phosphoricum anwenden sollten

Salz Nr. 3 gilt als das »Erste-Hilfe-Mittel« bei allen akuten entzündlichen und fieberhaften Beschwerden. Beginnende Infekte sowie akute Durchfälle mit Fieber können Sie damit bereits im Anfangsstadium erfolgreich bekämpfen. Denn Eisenphosphat regt die Bildung jener Schutztruppen unseres Immunsystems an, die Krankheitserreger vernichten. Zudem verhindert es die Ausbreitung der Erreger im Körper. Auch bei allen anderen Entzündungen, etwa der Haut, sollten Sie gleich zu Beginn mit Ferrum phosphoricum eingreifen.

Empfohlene Regelpotenz: D12.

Weitere Einsatzgebiete sind:

- Blutarmut
- Starke Menstruation
- Durchblutungsstörungen
- Verletzungen wie Schnittwunden, Quetschungen und Verstauchungen
- Konzentrationsstörungen
- Körperliche Überanstrengung
- Durchfall
- Magen-Darm-Infekte mit oder ohne Erbrechen

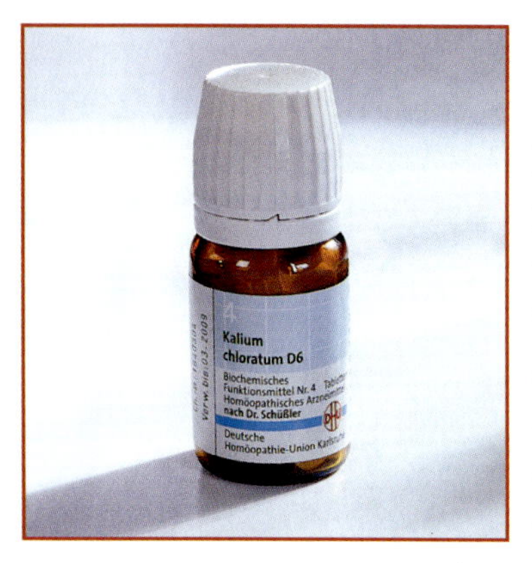

Nr. 4 Kalium chloratum – Kaliumchlorid

Kalium kommt in jeder Zelle vor, insbesondere jedoch in den roten Blutkörperchen. Für die Erregungsleitung von Nerven und Muskeln ist dieser Mineralstoff unentbehrlich, ebenso für den Aufbau von körpereigenem Eiweiß und die Verwertung von Kohlenhydraten. Kalium kommt natürlicherweise in vielen Gemüsesorten vor – vor allem in Kartoffeln. Im Verbund mit Chlorid reguliert Kalium den Flüssigkeitshaushalt des Körpers. Damit spielt es auch eine wichtige Rolle bei der Ausscheidung von Schlacken- und Giftstoffen. Kalium chloratum wirkt darüber hinaus unterstützend auf das Lymph- und Drüsensystem, weshalb es auch als »Betriebsstoff für die Drüsen« bezeichnet wird.

Kaliumchlorid ist das Salz für Immunsystem, Wasserhaushalt, Atemwege und Schleimhäute.

Eine weitere Aufgabe hat das vierte der Schüßler-Salze bei Entzündungen, die bereits vom Anfangsstadium in die zweite Stufe übergangen sind. Hier kann es verhindern, dass der Infekt oder die Entzündung chronisch wird.

Wann Sie Kalium chloratum anwenden sollten

Als Mittel bei Entzündungen, die ins zweite Stadium übergegangen sind, empfiehlt sich Kaliumchlorid, also bei Entzündungen und Infekten, die bereits einige Tage bestehen oder die trotz Behandlung im Anfangsstadium nicht abgeklungen sind. Demzufolge wird es häufig nach Eisenphosphat, dem Entzündungsmittel für das erste Stadium, gegeben (→ Seite 23). Weiterhin ist Kalium chloratum ein gutes Heilmittel für Entzündungen der Schleimhäute, allen voran jene, die mit einem weißen bis grauen Belag (Absonderungen) einhergehen.

Empfohlene Regelpotenz: D6.

Entsprechend diesen Wirkungsweisen hilft das vierte Schüßler-Salz vor allem bei folgenden Beschwerden:

- Heiserkeit
- Mandelentzündung
- Mittelohrentzündung (unterstützend zur ärztlichen Behandlung)
- Lungen- und Rippenfellentzündung (unterstützend zur ärztlichen Behandlung)
- Bindehautentzündung
- Magen-Darm-Schleimhautentzündung
- Sehnenscheidenentzündung
- Leichten Verbrennungen
- Ekzemen
- Schwellungen der Gelenke

Wenn Entzündungsprozesse sich im Körper festgesetzt haben, sollten Sie unverzüglich Kalium chloratum nehmen, um einer chronischen Erkrankung vorzubeugen.

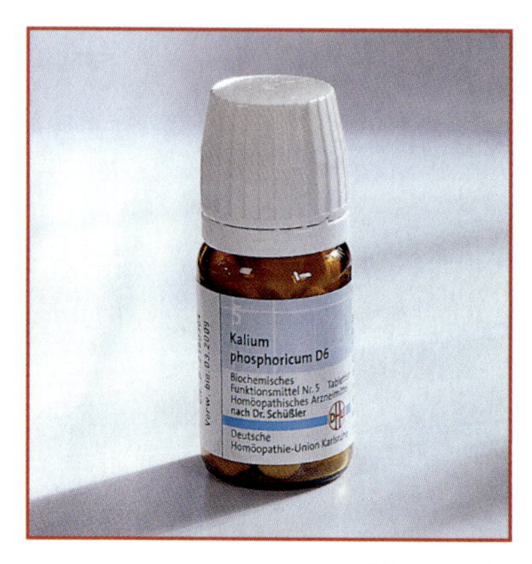

Nr. 5 Kalium phosphoricum – Kaliumphosphat

Kalium phosphoricum ist eines der bedeutendsten unter den Schüßler-Salzen. Das fünfte Salz reguliert zahlreiche Abläufe im Körper - vor allem in den Nerven- und Muskelzellen. Kaliumphosphat ist wesentlich an der Weiterleitung von Nervenreizen auf die Muskeln beteiligt - ebenso auch an der Bereitstellung von Energie, denn Phosphate sind die Energieüberträger unseres Körpers.

Ein weiteres wichtiges Wirkungsgebiet von Kaliumphosphat sind Nerven und Psyche, denn Salz Nr. 5 ist das Mittel zur psychischen Stabilisierung, zum seelischen Ausgleich und zur Stärkung eines angegriffenen Nervenkostüms.

Kaliumphosphat ist das Salz für Nerven und Psyche.

Dass der Ausspruch »Kalium statt Valium« vollauf berechtigt ist, davon können Sie sich mit Kalium phosphoricum selbst überzeugen.

So ist es nur nahe liegend, dass ein Mangel sich vor allem in der Psyche niederschlägt. Ängstlichkeit, depressive Verstimmungen und Niedergeschlagenheit wie auch Konzentrationsstörungen und Gedächtnisschwäche sind häufige Folgen schlecht gefüllter Kaliumphosphat-Speicher. Neben den geistigen und seelischen Fähigkeiten verringert sich dann natürlich auch die körperliche Leistungsfähigkeit.

Empfohlene Regelpotenz: D6.

So erklärt es sich, weshalb das fünfte der Schüßler-Salz häufig auch als »Nährsalz« für Körper und Seele bezeichnet wird.

Wann Sie Kalium phosphoricum anwenden sollten

Sie fühlen sich ausgebrannt (»Burn out-Syndom«)? Höchste Zeit für Kalium phosphoricum.

Aufgrund seiner Wirkungen werden alle Beschwerden in Folge körperlicher und seelischer Erschöpfung und Schwäche am besten mit Kaliumphosphat behandelt. Das Gleiche gilt für alle nervös bedingten Beschwerden. Wenn Sie beispielsweise unter Schlafstörungen leiden, unter Leistungsdruck und Stress stehen, sich ausgepowert oder überfordert fühlen, sollten Sie zu Salz Nr. 5 greifen - ebenso bei großer nervlicher Anspannung vor Prüfungen und anderen wichtigen Terminen.

DAS ANTISEPTIKUM UNTER DEN SCHÜSSLER-SALZEN

Nicht zur Sprache kam bislang, dass Kalium phosphoricum auch das Antiseptikum der Biochemie ist. Als solches wird es bei Entzündungen mit Erfolg und bei allen fieberhaften Erkrankungen und Infektionen mit Temperaturen über 38,5 °C eingesetzt. Die erhöhte Körpertemperatur kurbelt den Stoffwechsel an, damit die Krankheitserreger schneller abgewehrt werden können. Dies erhöht den Bedarf an Salz Nr. 5. Mit Kaliumphosphat können Sie also hohes Fieber nicht nur bekämpfen, sondern die Notwendigkeit des hohen Fiebers für den Heilungsprozess wird aufgehoben.

Alles, was viel Energie von uns abfordert, wie schwere und lange Erkrankungen oder ein Übermaß an Stress, zehrt an den Kaliumphosphat-Reserven. Das bekommen Sie durch »flatternde« Nerven zu spüren.

Bei Lähmungserscheinungen sollte ebenfalls Kaliumphosphat eingenommen werden, und zwar in hohen Dosen, da es die Regenerationskraft des Organismus anregt. Auch Mundgeruch ist mit Salz Nr. 5 meist schon nach ein paar Tagen verschwunden. Weitere Heilanzeigen gibt es für folgende Beschwerden:

- Depressive Verstimmungen und Melancholie
- Unlust zu geistiger Tätigkeit und Lernschwierigkeiten
- Gedächtnisschwäche
- Rückenschmerzen
- Muskelschwäche
- Angstgefühle mit Herzklopfen
- Spannungskopfschmerzen
- Fehlender geistiger und körperlicher Antrieb
- Entzündungen der Mundschleimhaut
- Nachlassende Kräfte bei Infektionskrankheiten
- Fäulnisprozesse (z.B. Blähungen)
- Verletzungen, Knochenbrüche und in der Schwangerschaft (kombiniert mit Salz Nr. 8)

Kalium phosphoricum wirkt auf der sensiblen Ebene der Nerven. Einen Mangel spüren Sie als Verlust Ihrer »Kernenergie«.

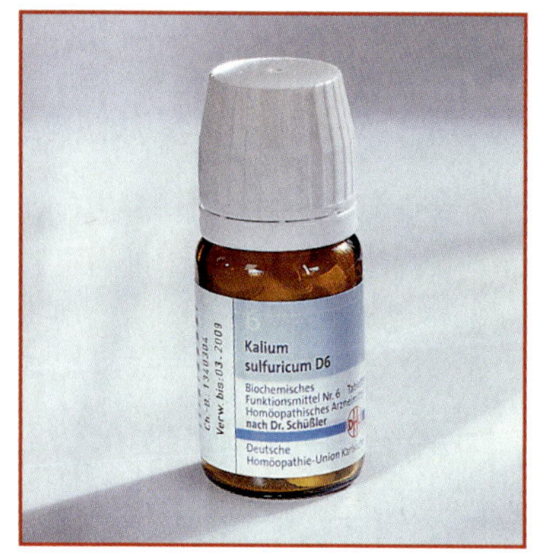

Nr. 6 Kalium sulfuricum – Kaliumsulfat

Kalium sulfuricum kommt in Haut und Schleimhäuten, Knochen und Muskeln sowie in Nägeln und Leber vor, denn es ist am Aufbau der genannten Gewebe und Organe beteiligt. Kaliumsulfat unterstützt ferner den Mineralstoff Eisen beim Transport von Sauerstoff in die Zellen, ist an der Aktivierung des Zellstoffwechsels im Körper beteiligt und fördert den Eiweißstoffwechsel.

Es hilft auch unserer Leber und stärkt deren Funktionstüchtigkeit, denn das Kaliumsulfat beschleunigt die Ausscheidung von Stoffwechselschlacken und Giftstoffen.

Kaliumsulfat ist das Salz für Stoffwechsel und Entgiftung, für Leber, Haut und Schleimhäute.

Wann Sie Kalium sulfuricum anwenden sollten

Hat eine Entzündung das dritte Stadium erreicht, ist sie chronisch geworden oder heilt nicht aus. In diesem Fall sollten Sie zu Salz Nr. 6 greifen – vor allem bei Schnupfen und anderen Entzündungen im Hals-Nasen-Ohren-Bereich. Andererseits ist Kalium sulfuricum auch das angezeigte Salz bei allen Beschwerden, die nicht »richtig herauskommen«. Sprich, die nicht abklingen, sich aber auch nicht zum Vollbild entwickeln.

Empfohlene Regelpotenz: D6.

Weitere Heilanzeigen sind:

- Chronisch-eitrige Schleimhautkatarrhe von Ohr, Hals, Bronchien und Bindehaut der Augen
- Magen-Darm-Entzündungen
- Hautkrankheiten, die mit Schuppenbildung einhergehen
- Abschuppung nach Masern, Scharlach und Röteln
- Schnupfen (gelbschleimiger Fließschnupfen)
- Rheumatische Gelenkschmerzen
- Förderung von Entgiftung und Entschlackung
- Völlegefühl nach dem Essen
- Ängstlichkeit
- Melancholische Stimmung

Die »Heiße Sieben« hat sich als gutes »Beruhigungsmittel« bei Prüfungsangst erwiesen. Zur Vorbeugung nehmen Sie es dreimal täglich und dann kurz vor der Prüfung alle 30 Minuten ein.

Nr. 7 Magnesium phosphoricum – Magnesiumphosphat

Ein potentes Schwergewicht mit weitreichendem Aktionsradius – so könnte man Magnesiumphosphat treffend nennen, den es gehört mit zur Riege der Salze mit dem breitesten Wirkspektrum. Dies ergibt sich bereits aus den großen Magnesiumvorkommen im Körper. In Muskeln, Blutkörperchen und Nerven, Gehirn und Rückenmark, Leber und Schilddrüse, Knochen und Zähnen ist Magnesiumphosphat von Natur aus vorhanden. Es nimmt Teil am Aufbau dieser Gewebe und Organe und unterstützt deren Funktionen ebenso wie die Steuerung unseres vegetativen Nervensystems, das nicht direkt vom Zentralnervensystem gesteuert wird, an das aber vor allem die inneren Organe angeschlossen sind (Herz, Verdauungsorgane, Leber, Niere, Geschlechtsorgane).

Magnesiumphosphat ist das Salz für Muskeln, Knochen, Nerven, Herz und Darm.

Magnesium lindert auch Stress und nervöse Anspannung, da es überschießende Nervenreize herunterregulieren kann – ein Grund, warum man Salz Nr. 7 bei Krämpfen, z.B. Wadenkrämpfen, und Schmerzen mit so gutem Erfolg anwenden kann.

Doch Magnesium ist ein Multitalent. Ihm wurden antiallergische Effekte nachgewiesen, es macht viele Enyzme erst richtig aktiv – und schützt das Herz, indem es hilft, Thrombosen zu verhindern, und den Herzmuskel in seiner Schlagkraft unterstützt.

Empfohlene Regelpotenz: D6.

EIN KREISLAUF SCHLIESST SICH

Hinter der Wahl eines Mineralsalzes zur Behandlung Ihrer akuten Beschwerden steckt ein leicht erkennbares System. Da jedes der 12 Salze bestimmte Lebensfunktionen des Organismus unterstützt, anregt oder regelt, kommt es immer dann als Heilmittel in Frage, wenn eben eine dieser vom Salz geregelte Funktionen beeinträchtigt ist. Es wird auch dann gegeben, wenn eines der Organe, an dessen Aufbau es beteiligt ist, Schwächen aufweist.

Wann Sie Magnesium phosphoricum anwenden sollten

Sie kam bereits zur Sprache: Die »Heiße Sieben« (→ Seite 28), das Mittel der Wahl bei Krämpfen und plötzlich auftretenden, starken Schmerzen – auch bei Koliken, allerdings gehört ihre Behandlung unbedingt in ärztliche Hände. Bis der Arzt jedoch eingreift, kann Ihnen die »Heiße Sieben« die Schmerzen erleichtern. Bei jung und alt kann Magnesium phosphoricum nervöse und stressbedingte Beschwerden lindern, selbst bei hyperaktiven Kindern können mit Salz Nr. 7 Erfolge erzielt werden.

Wenn Sie das nächste Mal unter Stress stehen, verordnen Sie sich dreimal täglich die »Heiße Sieben«. Damit bremsen Sie schlückchenweise das auf Hochtouren laufende vegetative Nervensystem und regeln den Puls wieder auf einen normales Rhythmus.

Weitere Heilanzeigen sind:

- Schlafstörungen
- Hautjucken
- Blähungen
- Zahnungsbeschwerden
- Krampfhusten (etwa Keuchhusten)
- Leibschmerzen (insbesondere bei bestehendem Durchfall)
- Kopfschmerzen, Migräne
- Menstruationsbeschwerden
- Nächtliches Bettnässen

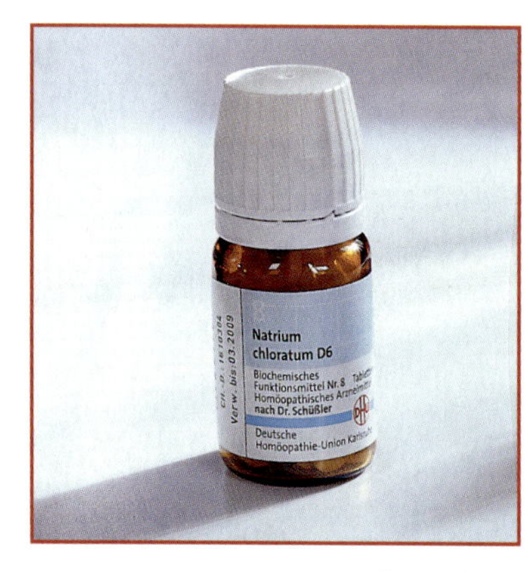

Nr. 8 Natrium chloratum – Natriumchlorid, Kochsalz

Natrium- und Chloridionen bilden Kochsalz. Sicher haben Sie schon gehört oder an eigenem Leib erfahren, wie gut eine Kochsalzinfusion dem Körper nach einer Operation tut. Unser Körper braucht Natriumchlorid, denn es ist an zahlreichen lebenserhaltenden Vorgängen beteiligt. Rund die Hälfte der Natrium-Ionen tummeln sich übrigens außerhalb der Zellen, in der so genannten »extrazellulären Flüssigkeit«. Der Rest findet sich in den Zellen der Knochen und im Knorpelgewebe sowie im Magen und den Nieren.

Das achte Schüßler-Salz reguliert den Wasserhaushalt im Körper und hilft, das Säure-Basen-Gleichgewicht stabil zu halten. Es unterstützt die Aufnahme von Nährstoffen in die Zellen ebenso wie deren Neubildung. Als Bestandteil der so genannten Natrium-Kalium-Pumpe stellt es die Erregbarkeit der Muskeln und Nerven sicher. Deren Funktionen sind beeinträchtigt, sobald Natriumchlorid fehlt: Ist die Reizweiterleitung eingeschränkt, können Muskel- und Nervenzellen nicht mehr voll aktiv werden.

Wann Sie Natrium chloratum anwenden sollten

Natriumchlorid ist das Salz für den Wasserhaushalt, den Stoffwechsel und zur Entgiftung.

Auf Grund seiner Bedeutung für die Schleimhäute ist Natriumchlorid immer angezeigt, wenn die Schleimhäute Beschwerden verursachen. Dazu gehören wässriger, so genannter Fließschnupfen, Heuschnupfen und Nebenhöhlenentzündungen.
Auch Schleimhautkatarrhe mit starker wässriger Absonderung, etwa wässrige Durchfälle, gehören zu den Anwendungsgebieten.
Andererseits ist dieses Salz bei zu trockenen Schleimhäuten angezeigt – auch im Magen-Darm-Trakt, weshalb es gut bei zu trockenem Stuhl, Verstopfung und unregelmäßigem Stuhl wirkt.
Natrium chloratum ist außerdem eine gute Hilfe bei kalten Händen und Füßen, da es die Durchblutung anregt und an der Wärmeregulation des Körpers beteiligt ist.

Empfohlene Regelpotenz: D6.

Weitere Heilanzeigen sind:

- Wasseransammlungen im Gewebe (Ödeme)
- Übermäßiger Tränen- und Speichelfluss
- Appetitlosigkeit und Abmagerung
- Blässe
- Blutarmut
- Gelenkbeschwerden
- Kopfschmerzen und Migräne
- Nässende Hautausschläge (besonders bei Neurodermitis)
- Milchmangel nach der Entbindung
- Bläschenausschlag an den Lippen (Herpes)

Natriumchlorid sorgt dafür, dass die Schleimhäute – aller inneren Organe wie auch von Augen, Nase oder Mundraum – ausreichend feucht bleiben.

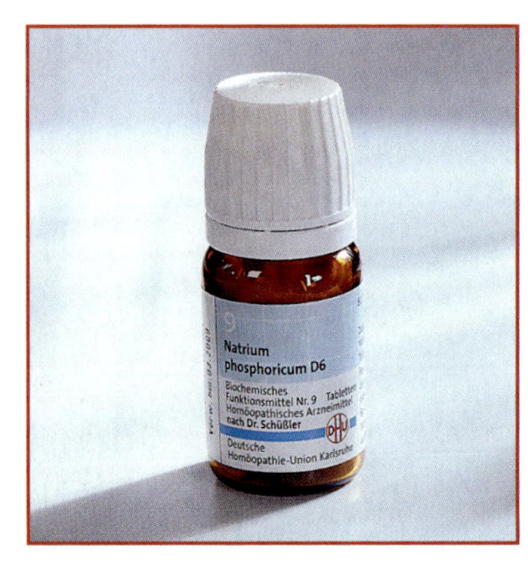

Nr. 9 Natrium phosphoricum – Natriumphosphat

Natrium phosphoricum findet sich in allen Geweben und Zellen des Körpers, denn dieses Salz hat im komplexen Räderwerk des Stoffwechsels viele Aufgaben übernommen. Allen voran arbeitet es als Müllabfuhr und entfernt überschüssige Säuren, die bei jedem Stoffwechselvorgang anfallen. Als »Entsäuerungsmittel« trägt Natriumphosphat dazu bei, den Säure-Basen-Haushalt und den Fettstoffwechsel in Balance zu halten. Natriumphosphat hat auch große Bedeutung beim Kohlensäureaustausch und der Lösung von Harnsäure im Blut.

Wann Sie Natrium phosphoricum anwenden sollten

Natriumphosphat ist das Salz für Stoffwechsel, Lymphsystem und Säure-Base-Haushalt.

Setzen Sie Salz Nr. 9 bei allen Beschwerden ein, die auf Störungen im Stoffwechsel zurückzuführen sind. Ein typisches Anwendungsgebiete ist das Auftreten von zu viel Säure, wie es bei Sodbrennen, saurem Aufstoßen und Magenschleimhautentzündung der Fall ist. Auch bei Problemen im Fettstoffwechsel, die sich in verminderter oder übermäßiger Fettabsonderung der Haut oder in Verdauungsbeschwerden wie Blähungen und Bauchkrämpfen äußern können, hilft Natrium phosphoricum. Nehmen Sie es auch bei Entzündungen und Hautausschlägen mit honigfarbenen, rahmartigen Absonderungen.

Weitere Heilanzeigen sind:

Empfohlene Regelpotenz: D6.

- Gicht (unterstützend zur ärztlichen Behandlung)
- Übermäßige Talgproduktion, stark fettende Haut und Haare und Akne
- Blasenentzündungen
- Gelenkschmerzen
- Saures Erbrechen, Übelkeit (auch auf Reisen)
- Augenentzündungen
- Mandel- und Rachenkatarrh

Nr. 10 Natrium sulfuricum - Natriumsulfat

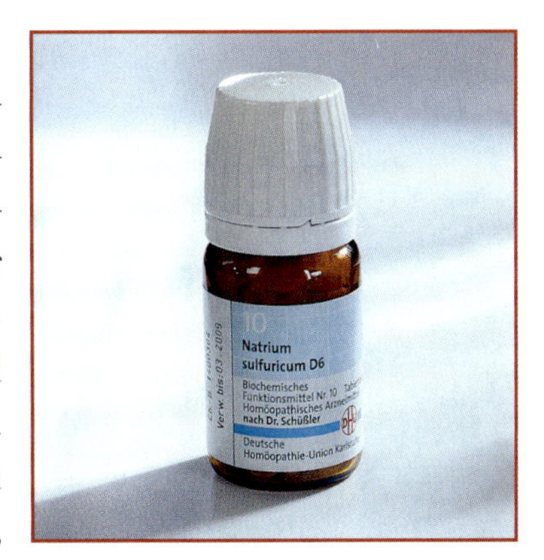

Auch Natriumsulfat gehört zur körpereigenen Müllabfuhr, denn es entsorgt überschüssige Stoffwechselschlacken und Giftstoffe auf schnellstem Weg. Daher findet sich dieses Salz weniger innerhalb der Zellen, sondern vielmehr in der Gewebsflüssigkeit - dort, wo die meisten Abfallprodukte aus den Um- und Abbauvorgängen im Organismus deponiert werden. Angesichts dieser Wirkungen profitieren vor allem die Ausscheidungsorgane von Natriumsulfat. Leber, Niere und Blase, aber auch Gallenblase und Darm erhalten von diesem Salz tatkräftige Unterstützung.

Wann Sie Natrium sulfuricum anwenden sollten

Natriumsulfat ist das Salz zur Entschlackung, Entgiftung und Verdauung.

Natriumsulfat ist das biochemische Ausleitungsmittel. Immer dann, wenn sich im Körper zu viele unerwünschte Stoffe, Schlacken und Gifte, angesammelt haben, ist der Griff zu diesem Salz richtig. Denn alles, was sich in Folge der gestörten Ausscheidung einstellt, kann damit gut behandelt werden. Auch vermehrte Wassereinlagerungen im Gewebe und entzündliche Hauterkrankungen bessern sich durch Natriumsulfat.

Empfohlene Regelpotenz: D6.

Weitere Heilanzeigen sind:

- Ödeme
- Rheumatische Beschwerden
- Verminderter Gallefluss
- Beschwerden nach zu üppigen und fettreichen Mahlzeiten
- Eitrige oder nässende Hautausschläge
- Entzündliche Akne
- Blähungen, Durchfall und Verstopfung
- Alte Wunden
- Störungen von Leber und Galle
- Gestörte Fettverdauung
- Nierengrieß

Salz Nr. 10 eignet sich auch gut als Badezusatz bei Erkältungen. Geben Sie dazu 20 bis 25 Tabletten in ein Vollbad und bleiben darin maximal zehn Minuten. Anschließend legen Sie sich gut zugedeckt zum Schwitzen ins Bett.

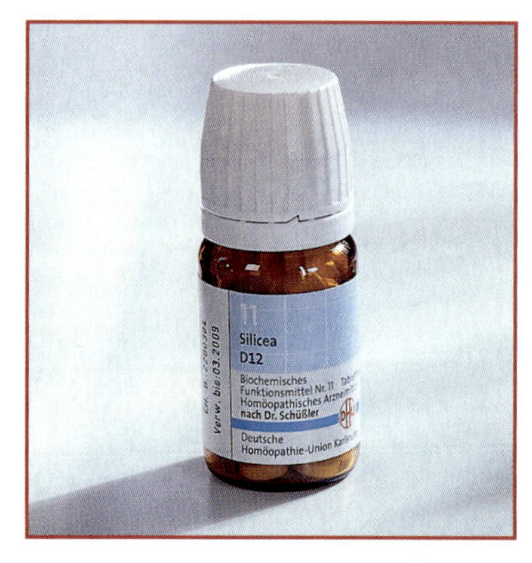

Nr. 11 Silicea – Kieselsäure

Als universelles »Kosmetikum der Biochemie« leistet die Kieselsäure einen großen Beitrag zur Gesundheit und damit zu Glanz und Schönheit von Haut, Haaren und Nägeln. Auch für den Aufbau und die Festigkeit des Bindegewebes ist Silicea unverzichtbar. Eine straffe Haut an Po und Oberschenkel ist auch ihr zu verdanken. Denn Kieselsäure ist mit an der Bildung von Kollagen beteiligt – jenem Eiweißstoff, der Knorpel, Sehnen, Bänder und eben auch unser Bindegewebe einem Gerüst vergleichbar festigt. Übrigens stärkt Silicea auch die Wände der Blutgefäße und kann zur Vorbeugung von Krampfadern und Arterienverkalkung beitragen. Nicht zuletzt wird auch unser Nervenkostüm durch Salz Nr. 11 stabiler.

Kieselsäure ist das Salz für Haut, Haare und Nägel, Bindegewebe und Nerven.

Wann Sie Silicea anwenden sollten

Kieselsäuregaben empfehlen sich immer dann, wenn Ihnen Haut, Haare oder Nägel Kummer bereiten. Jenseits dieser Probleme hilft Silicea auch, vorzeitig gealterte Haut wieder »aufzupolstern« und zu straffen. Allerdings bedarf es hierzu konsequenter Anwendung über einige Monate. Deutlich schneller zeigt sich der Behandlungserfolg dagegen bei Schnittwunden und anderen Verletzungen sowie bei blauen Flecken und Blutergüssen. Silicea hat sich bei eitrigen Entzündungen bewährt.

Empfohlene Regelpotenz: D12.

Weitere Heilanzeigen sind:

- Hautjucken, Haarausfall, Krampfadern, Gerstenkorn
- Furunkel, Fisteln, Zahngeschwüre, Hämorrhoiden
- Rheumatische Beschwerden der Gelenke
- Beschwerden an Bandscheiben, Bändern und Sehnen
- Übermäßige und übelriechende Schweißabsonderung
- Nachtschweiß
- Licht- und Lärmempfindlichkeit
- Zuckungen der Augenlider oder einzelner Muskelpartien

Wenn Ihnen Kieselerde fehlt, fühlen Sie sich angreifbarer und der Körper lässt in seiner Spannkraft nach.

Nr. 12 Calcium sulfuricum – Kalziumsulfat

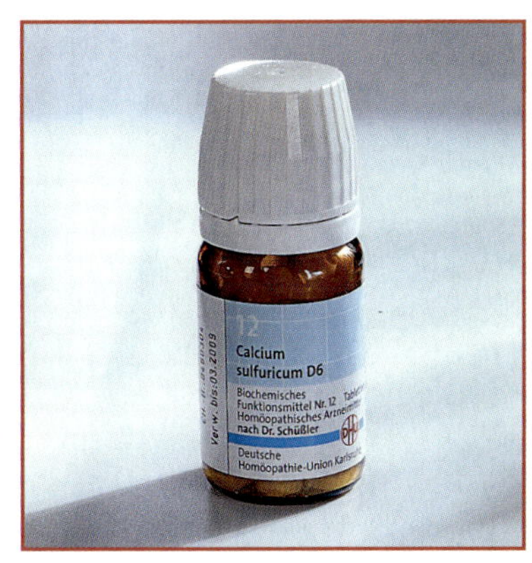

Schüßler hatte dieses Salz aus dem ursprünglichen Reigen der Zwölf entfernt. Er war zu dem Schluss gekommen, dass die Effekte von Kalziumsulfat auch mit den anderen Mineralsalzen zu erzielen sind. Anderer Ansicht waren jedoch seine Nachfolger. Sie nahmen Calcium sulfuricum wieder in das Behandlungsrepertoire auf, denn es hatte sich bei einer Reihe von Symptomen als noch wirksamer als andere Salze erwiesen.

Calcium sulfuricum kommt vor allem in der Leber und Gallenflüssigkeit sowie in der Knorpelmasse vor. Es fördert die Bildung von Binde- und Stützgewebe und verbessert die Blutgerinnung. Zudem spielt es eine wichtige Rolle bei Entzündungen, denn wenn sich Gewebe entzünden, fallen Abbauprodukte im Stoffwechsel an, deren Abtransport und Ausscheidung Kalziumsulfat fördert. Deshalb ist das Salz ein gutes Mittel bei allen eitrigen Entzündungen und Abszessen.

Wann Sie Calcium sulfuricum anwenden sollten

Kalziumsulfat ist das Salz für Blutreinigung, Zellaufbau und Gelenke.

Kalziumsulfat ist Teil eitriger und chronisch-entzündlicher Prozesse. Nehmen Sie es, wenn Entzündungen Probleme verursachen, denn durch das Salz wird Eiter schneller abgebaut.

Weitere Heilanzeigen sind:

- Mandel-, Nasenneben-, Stirnhöhlen- und Mittelohrentzündungen
- Chronischer Schnupfen
- Abszesse, Furunkel, Afterfisteln
- Blasen- und Harnwegsentzündung
- Rheumatische Beschwerden
- Gicht
- Schlafstörungen
- Gedächtnisschwäche

Empfohlene Regelpotenz: D6.

Zusätzlicher Vorrat für die Zellen

Für alle zwölf Ergänzungsmittel wird empfohlen, sie in der Regelpotenz D6 einzunehmen.

Die biochemische Forschung blieb auch nach dem Tod Schüßlers rege. Man fand weitere Mineralstoffe im Gewebe und im Blut, denen ebenfalls eine wichtige Bedeutung für die Gesundheit der Zellen beigemessen wird. Diese zusätzlichen zwölf Salze, die zu den ursprünglichen Funktionsmitteln hinzugekommen sind, stehen Ihnen heute als so genannte »Ergänzungsmittel« für die Selbstbehandlung zur Verfügung. Sie können, wie ihr Name schon andeutet, zur Ergänzung der zwölf Funktionsmittel angewendet werden.

Die Ergänzungsmittel

Ob die Ergänzungsmittel Ihnen helfen oder nicht, können Sie am besten an sich selbst erfahren. Auch hier gilt der Satz: »Wer heilt, hat Recht«.

Was die Frage angeht, ob diese zwölf Mineralsalze tatsächlich notwendig sind, scheiden sich die Geister: Die einen halten sie für durchaus entbehrlich, die anderen möchten nicht auf sie verzichten. Denn sie können das Spektrum an Möglichkeiten, die uns die Biochemie bietet, noch erweitern – nicht nur im Sinn einer Ergänzung, sondern auch der Bereicherung. Deshalb möchte ich Ihnen die Ergänzungsmittel mit ihrer jeweiligen Wirkung und den Anwendungsgebieten kurz vorstellen

Nr. 13 Kalium arsenicosum: Kaliumarsenit

Dieses Salz hat eine enge Beziehung zur Haut. Es wird vor allem bei Hautkrankheiten angewendet – ein Bereich, in dem es sich auch bei schwer zu behandelnden und chronischen Beschwerden als hilfreich erweist. Weitere Heilanzeigen sind körperliche und geistige Schwächezustände, Muskelkrämpfe, Gedächtnisstörungen und Angstanfälle.

Auch bei Überreiztheit und nervös bedingten Beschwerden wie unter anderem Herzklopfen bewährt sich Kalium arsenicosum ebenso wie bei wässrigem Durchfall – vor allem, wenn er bei nervösen Zuständen auftritt.

Nr. 14 Kalium bromatum: Kaliumbromid

Kaliumbromid wird vorrangig bei Hautleiden und als Beruhigungsmittel bei depressiven Verstimmungen und nervös bedingten Sehstörungen eingesetzt sowie bei Schleimhautreizungen und Funktionsstörungen der Schilddrüse.

Nr. 15 Kalium jodatum: Kaliumjodid

Kalium jodatum regt Appetit und Verdauung an und fördert die Leistungsfähigkeit von Gehirn und Herz. Das enthaltene Jodid macht dieses Salz zu einem guten Mittel bei Funktionsstörungen der Schilddrüse. Darüber hinaus wird Kaliumjodid bei rheumatischen Gelenkschwellungen und Entzündungen der Schleimhäute, besonders der oberen Luftwege – etwa bei Bronchitis und Asthma –, angewendet. Weitere Heilanzeigen sind nervöse Unruhe und Haarausfall sowie erhöhter Blutdruck.

Um das richtige Mittel zu finden, lesen Sie die Beschreibungen aufmerksam durch, und vergleichen Sie sie mit dem Wissen, das Sie über sich und Ihre Erkrankungen haben. Sie nehmen die Mittel dann ebenso ein wie die 12 klassischen Schüßler-Salze.

Nr. 16 Lithium chloratum: Lithiumchlorid

Dieses Salz fördert die Ausscheidung von Harnsäure. Entsprechend bewährt es sich bei Gicht sowie bei rheumatischen Beschwerden mit schmerzhaften Schwellungen und Versteifungen der Gelenke. Weitere Anwendungsgebiete sind Blasenbeschwerden und Entzündungen der ableitenden Harnwege.

Nr. 17 Manganum sulfuricum: Mangansulfat

Im Wechsel mit Ferrum phosphoricum bewährt sich dieses Salz zur Förderung der Blutbildung, und Sie können es unterstützend bei Blutarmut und Blässe einnehmen. Auch bei Durchblutungsstörungen, Schwächezuständen, Zahnschmerzen und rheumatischen Beschwerden verzeichnet es schöne Heilerfolge.

Nr. 18 Calcium sulfidum: Kalziumsulfid

Dieses Salz hilft Ihnen bei Erschöpfungszuständen – vor allem, wenn Erschöpfung mit Auszehrung verbunden ist.

Nr. 19 Cuprum arsenicosum: Kupferarsenit

Kupferarsenit stärkt die Nerven und bewährt sich bei Neuralgien und Ischiasschmerzen. Zudem hat es einen positiven Einfluss auf Blutgefäße, Haut und Verdauungsorgane.

Unter den Ergänzungsmitteln finden Sie eine Reihe von Metallen wie Kupfer, Aluminium und Lithium. Aber auch Zink und Arsen können Salze bilden.

Nr. 20 Kalium aluminium sulfuricum: Kalium-Aluminium-Sulfat

Wenden Sie dieses Salz bei Verdauungsstörungen wie hartnäckiger Verstopfung und Blähungen an. Gute Dienste leistet es Ihnen auch bei nervösen Beschwerden und bei gelegentlichen Schwindelgefühlen.

Nr. 21 Zincum chloratum: Zinkchlorid

Zinkchlorid wendet man überwiegend bei nervös bedingten Beschwerden wie Schlafstörungen an. Auch bei Krämpfen vor und während der Menstruation hat es sich als wirksam erwiesen.

Nr. 22 Calcium carbonicum: Kalziumcarbonat

Heilerfolge dieses Salzes sind nachgewiesen bei Erschöpfung, chronischen Schleimhautentzündungen der Augen, der Ohren und der oberen Luftwege sowie geschwollenen Lymphdrüsen.

Die Reichweite der Ergänzungsmittel ist weniger groß als bei den 12 Schüßler-Salzen. Das macht aber andererseits die Auswahl leichter.

Nr. 23 Natrium bicarbonicum: Natriumbikarbonat (Natron)

Natron kurbelt den Stoffwechsel an und hilft so bei der Ausscheidung von Schlacken- und Giftstoffen. Es hilft auch, überschüssige Harnäure abzubauen, weshalb es vorbeugend oder bei bereits bestehender Gicht empfohlen wird.

Nr. 24 Arsenum jodatum: Arsentrijodid

Dieses Salz hilft Ihnen bei Lungenbeschwerden, Asthma und Heuschnupfen. Besonders wirksam ist es, wenn diese Krankheiten mit Gewichtsverlust und Mattigkeit verbunden sind.

SALBE	ANWENDUNGSGEBIETE
Nr. 1	Fältchen im Gesicht (Krähenfüße), an Hals und Dekolletee; Nagelverwachsungen und -pilze; Schwangerschaftsstreifen und schwaches Bindegewebe - vor allem an Schenkeln und Po; Warzen, Analekzeme, Hämorrhoiden und Schuppenflechte
Nr. 2	Eitrige Ausschläge der Haut mit weißlich-gelblichen Absonderungen; Rückenschmerzen, geschwollene Lymphdrüsen; nach Knochenbrüchen
Nr. 3	Frische und entzündliche Verletzungen, Quetschungen, Prellungen und Verstauchungen; juckende Ausschläge; Hexenschuss; Rücken- und Muskelschmerzen; leichte Verbrennungen; kalte Füße
Nr. 4	Trockene Hautausschläge, Herpes, Hühneraugen, Kopfschuppen und Schuppenflechte; Warzen an den Händen; leichte Verbrennungen; schmerzende Gelenke und Schleimbeutelentzündungen
Nr. 5	Nervenschmerzen; Ischias; schlecht heilende Wunden; nesselsuchtartige Hautauschläge; Lähmungserscheinungen; kreisrunder Haarausfall
Nr. 6	Hautjucken und trockene, schuppige Haut; rheumatische Schmerzen an Nacken, Rücken und Gelenken; eitrige Hautausschläge; schlecht heilende Wunden
Nr. 7	Schmerzen und Krämpfe; verspannte Muskulatur; Juckreiz
Nr. 8	Blasen, Gürtelrose, Bläschen an den Lippen; Akne, Mitesser; Insektenstiche; Hautpilz; rissige Mundwinkel und Afterfissuren
Nr. 9	Brustdrüsenentzündung im Anfangsstadium; Milchschorf; Hühneraugen; Hexenschuss; rheumatische Beschwerden; als Nachtcreme bei fettiger und großporiger Haut, Mitessern und Pickeln
Nr. 10	Hautpilzerkrankungen; Hautauschlägen mit eitrigen Bläschen; Hühneraugen; Warzen; Nervenschmerzen und Wundrose
Nr. 11	Probleme mit den Nägeln; faltige und trockene Haut; Straffung von schwachem Bindegewebe; schlecht heilende Wunden; Hühneraugen; Gelenkschmerzen

Zu neuer Gesundheit mit »Ihrem« Salz

Schüßler-Salze helfen bei vielen Beschwerden. Doch sie können noch mehr! Wenn Sie Ihr so genanntes Konstitutionssalz finden, können Sie mit seiner Hilfe etwas tiefer in Ihren Organismus eingreifen, um Ihre ganz persönlichen, anlagebedingten, also konstitutionellen Schwächen auszugleichen. Mit dem zu Ihnen passenden Salz können Sie Störungen behandeln, unter denen Sie wiederholt beziehungsweise schon lange leiden.

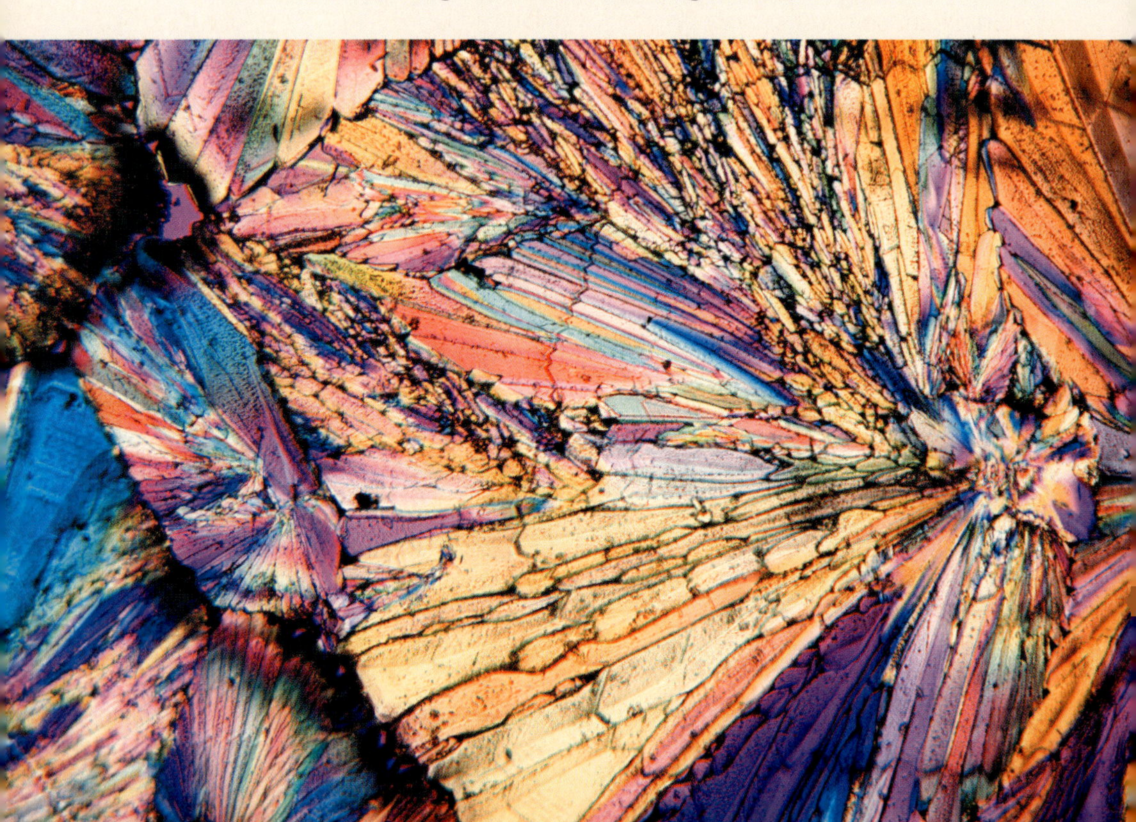

Schüßler-Salze können mehr

Die Therapie von chronischen Beschwerden und veranlagungsbedingten Schwächen muss natürlich eine andere sein als die Therapie einer vorübergehenden Gesundheitsstörung oder Erkrankung. Deshalb ist das Salz, das Sie zur kurzfristigen Behandlung aktueller Beschwerde anwenden, nicht zwangsläufig »Ihr« Salz!

Mit der Konstitutionsbehandlung werden über mehrere Wochen bis Monate hinweg typbedingte Störungen ausgeglichen. Sie stärkt die Gesamtverfassung und kann erneuten Beschwerden gezielt vorbeugen.

Sie können auch anhand vorübergehender körperlicher oder psychischer Symptome nicht herausfinden, welcher Typ Sie sind. Die Wegweiser zu dem für Sie richtigen Salz sind vielmehr jene Merkmale und Beschwerden, die immer wieder bei Ihnen auftreten – die für Sie typischen Schwächen. Diese allerdings sind Indizien dafür, dass Sie ein ganz bestimmtes Salz benötigen.

Der Konstitution auf der Spur

Basierend auf seinen langjährigen praktischen Beobachtungen erkannte und beschrieb Schüßler die charakteristischen Zeichen, die darauf hinweisen, dass ein bestimmtes Salz im Körper grundsätzlich im Ungleichgewicht ist. Es liegt in der Natur der Dinge, dass ein solches elementares Ungleichgewicht unseren gesamten Organismus beeinflusst und sich nicht nur in einem Merkmal zeigt.

Bestimmte psychische Eigenschaften treten häufig in Verbindung mit charakteristischen Mangelzeichen am Körper und im Gesicht auf.

Schritt für Schritt

Körperliche Schwachpunkte, Gesichtsausdruck und Körperbau, Anfälligkeiten für bestimmte Krankheiten, typische Verhaltensweisen und Wesenszüge, Abneigungen und Vorlieben – all diese Puzzlestücke addieren sich zu typischen Mustern. Diese Muster lassen sich bei jedem der Salze mit den vorliegenden körperlichen und psychischen Merkmalen abgleichen. So können Sie anhand Ihrer eigenen Konstitutionsdiagnose das richtige, für Sie typische Schüßler-Salz finden.

Ins Gesicht geschrieben

»Das Gesicht zeigt von selber an, welchen Mangel es leidet«.

Dr. Heinrich Wilhelm Schüßler

Wenn Sie einmal mit der Antlitz-Diagnose begonnen haben, werden Ihnen zunehmend auch an anderen Menschen bestimmte Details ins Auge springen.

Lachfalten an den Augen, Denkerstirn mit vielen Furchen oder Falten zwischen Nase und Mund … das sind Spuren, die das Leben hinterlassen hat. Und sie sagen viel über einen Menschen aus: über seine Persönlichkeit, seine Grundeinstellung dem Leben gegenüber und über sein Befinden. Bereits im Altertum war bekannt, dass sich aus dem Gesicht auf den Gesundheitszustand eines Menschen schließen lässt. Deswegen dient die Gesichts analyse ganzheitlich orientierten Ärzten bis heute als wertvolles Diagnoseinstrument. Denn der Blick ins Gesicht ihrer Patienten verrät ihnen oft mehr als andere Untersuchungen.

3 SCHRITTE ZUM PASSENDEN SALZ

Indem Sie Schritt für Schritt vorgehen und Indizien sammeln, erkennen Sie das Salz, welches Ihnen »nach Maß passt«, wie es Schüßler einst formulierte.

- Antlitzdiagnostik: Der Blick in das Gesicht liefert Ihnen erste wertvolle Anhaltspunkte. Hier zeigen sich Ungleichgewichte und Mängel bereits, bevor sie als körperliche oder seelische Störungen in Erscheinung treten. Wie Sie eine Gesichtsdiagnose durchführen, zeigen wir Ihnen ab Seite 45.
- Die körperlichen Schwachstellen: Die Verdachtsmomente aus der Spurensuche im Gesicht verdichten sich mit jenen körperlichen und psychischen Schwächen, die für Sie typisch sind. Sie sind der nächste Teil der Spurensuche, auf die Sie sich ab Seite 58 machen können.
- Typbeschreibungen: Die einzelnen Puzzlestücke, die Sie gefunden haben, setzen Sie mit Hilfe der allgemeinen Typbeschreibungen (ab Seite 64) zu einem kompletten Bild zusammen: In diesem können Sie erkennen, welcher Salztyp Sie sind.

Was Sie vorher wissen sollten

Färbungen, Glanz, Fältchen oder Strukturveränderungen der Haut und viele andere Merkmale geben Hinweise auf das Salz, welches sich bei Ihnen im Ungleichgewicht befindet. Aber auch der Blick auf Haare, Fuß- und Fingernägel liefert Ihnen Indizien – weshalb auch treffender von »Signaturen-Diagnostik« als von »Antlitz-Diagnostik« gesprochen wird. Denn die Lehre von den krankheitsbedingt auftretenden körperlichen Zeichen berücksichtigt nicht nur das Gesicht.

Wenn Sie die Zeichen zu lesen verstehen, können Sie gewissermaßen hinter die Fassaden von Körper und Seele blicken. Und Sie erkennen, welcher Salzmangel einer Störung zu Grunde liegt – das ist der Hinweis auf das für Sie passende Schüssler-Salz. Der Vorteil der »Zeichenlesung« besteht darin, dass sich dabei Störungen zu erkennen geben, lange bevor sie als Beschwerden zu spüren sind. Damit können Sie etwaigen Erkrankungen schon frühzeitig vorbeugen.

Die Spurensuche im Gesicht wurde früher auch »Sonnenschau« genannt, da man das Gesicht als Sonne des Menschen erachtete.

Blutbild im Gesicht

An der Haut und ihren Anhangsgebilden, den Haaren und Nägeln, setzt der Körper zuerst den Rotstift an, wenn Mineralstoffknappheit besteht. Im Vergleich zu anderen Regionen des Körpers ist die Haut im Gesicht am besten durchblutet.

Bei einem Mangel an mineralischen Salzen versucht der Körper zunächst, den fehlenden Stoff aus seinen eigenen Depots zu ersetzen. Die erste Reserve, auf die er dabei zurückgreift, ist das Blut. Muss sich der Körper längerfristig zur Mineralversorgung selbst bedienen, treten Engpässe im Blut auf. Damit kann es Gewebe und Organe nicht mehr ausreichend versorgen. Auch die Haut wird auf Dauer unterernährt. Ist unser größtes Organ in seiner Funktionsfähigkeit beeinträchtigt, zeigt sich das meist zuerst im Gesicht – an charakteristischen Merkmalen, die schließlich auf ein bestimmtes Mineralsalz hinweisen.

Schüßler hinterließ eine umfangreiche Sammlung typischer Merkmale für das Gesicht, die auf Mineralstoffungleichgewichte hinweisen. Darauf baute Kurt Hickethier (1891 bis 1958) die biochemische Antlitzdiagnostik auf.

Ihre Probleme unter der Lupe

Zur Diagnose nehmen Sie einen Spiegel und setzen sich damit so hin, dass helles Tageslicht auf Ihr Gesicht fallen kann.

Damit die Spurensuche im Spiegelbild Ihnen auch brauchbare Indizien liefern kann, gilt es zum einen, einige grundsätzliche Dinge zu berücksichtigen.
Zum anderen bedarf es zum Lesen der Zeichen – und mehr noch zur Deutung – ein wenig Übung. Wenn Sie bei der Zuordnung der Signaturen anfänglich unsicher sind, ist das vollkommen normal. Mit der Zeit schärft sich der Blick für die typischen Zeichen. Eine gute Übung: Suchen Sie sich, wenn Sie auf viele Menschen treffen, etwa in der U-Bahn, ein Gesicht aus. Versuchen Sie, darin auffällige Merkmale zu erkennen und diese einem Schüßler-Salz zuzuordnen. Auch dabei helfen Ihnen die charakteristischen Merkmale, die wir für Sie illustriert haben (→ Seite 46 ff.).

Ganz ohne

Männer sollten frisch rasiert zur Antlitzdiagnose antreten – ein Dreitagebart überwuchert unter Umständen wichtige Hinweise.

Das Gesicht sollte vollkommen ungeschminkt sein. Denn neben Falten, Grübchen und anderen Hautveränderungen spielen Aufhellungen und Tönungen der Haut eine sehr wichtige Rolle. Deshalb sind Make-up, Abdeckcreme oder -stift ebenso wie Puder tabu. Wie Sie noch lesen werden, geben auch Pickel und Mitesser wertvolle Anhaltspunkte zur Auswahl des richtigen Salzes.

Das richtige Licht

Soll das Gesicht nicht in einem anderen Licht erscheinen, als es tatsächlich ist, sollten Sie bei der Diagnose von künstlichen Lichtquellen Abstand nehmen. Neonlicht und ähnliches verfälscht das Spektrum der Lichtstrahlen und damit das Ergebnis Ihrer Bemühungen. Die Indizienfahndung sollte deshalb nur bei Tageslicht stattfinden. Am besten ist es, wenn Sie oder die Person, deren Gesicht Sie beurteilen, dabei gegen Norden blickt. Nicht umsonst haben Künstler ihre Ateliers in der Nordseite eines Gebäudes. Hier fällt das Licht nur indirekt ein und kann so die Farben am wenigsten verändern.

Vornehme Blässe

Sie ist eine weitere Voraussetzung zum Gelingen der Diagnose. Ist das Gesicht gebräunt, lassen sich nur schwer Rückschlüsse auf etwaige Schatten, Aufhellungen und Verfärbungen ziehen. Selbstbräuner, Solarien und ausgedehnte Sonnenbäder im Freien sollten Sie also vor der Gesichtsuntersuchung meiden.

AUS SCHÜSSLERS »ABGEKÜRZTE THERAPIE«:

»Wer die Antlitz-Diagnostik sich zu eigen machen will, schenke seine bezügliche Aufmerksamkeit zunächst einer Antlitz-Gattung. Man präge seinem Gedächtnisse Beschaffenheit und Ausdruck der Gesichter derjenigen Personen ein, welche man mittels eines Salzes geheilt hat. Es wird sich, wie man zu sagen pflegt, ein roter Faden durch die betreffenden Eindrücke ziehen.«

Sie sitzen am besten auf einem bequemen Stuhl. Dieser sollte so stehen, dass helles Tageslicht, idealerweise aus dem Norden, auf das Gesicht fallen kann. Das gilt auch, wenn Sie jemand anderem eine Diagnose stellen wollen.

Möglichst entspannt

Zu vermeiden sind auch Hektik und Stress vor der Diagnose. Denn Anspannung verändert die Durchblutung im Gesicht, hektische rötliche Flecken stellen sich ein und manch anderes, was die korrekte Wertung der Zeichen behindert. Am besten ist es daher, sich vor dem Zeichenlesen eine Pause zu gönnen, in der man versuchen sollte, innerlich zur Ruhe zu kommen.

Was Ihnen das Spiegelbild erzählt

Nun kann es losgehen – Sie wissen, worauf Sie beim Spurensuchen achten müssen. Die gefundenen Merkmale sollten Sie sich notieren. So können Sie diese nach der Analyse im Spiegel auswerten und nachlesen, welchem der Salze sie zuzuordnen sind. Die charakteristischen Signaturen der zwölf Schüßler-Salze lernen Sie auf den folgenden Seiten kennen – die Zeichnungen helfen Ihnen bei Ihrer Detektivarbeit. Bei diesen handelt es sich, ebenso wie bei der Beschreibung im Text, um die Darstellung eines Idealzustandes.

Für die Ergänzungsmittel (→ Seite 37) gibt es keine bestätigten Hinweise auf typische Signaturen.

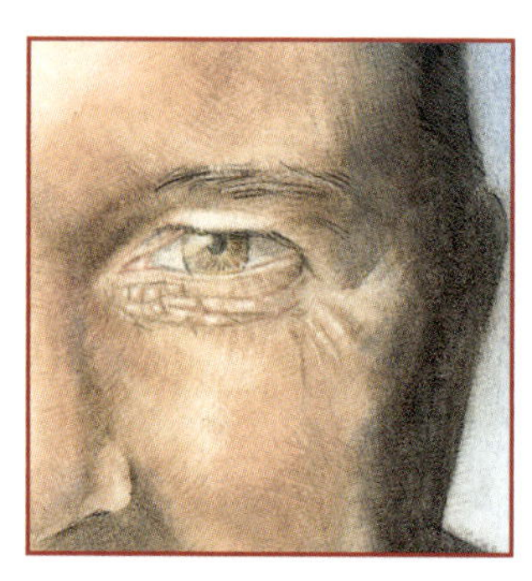

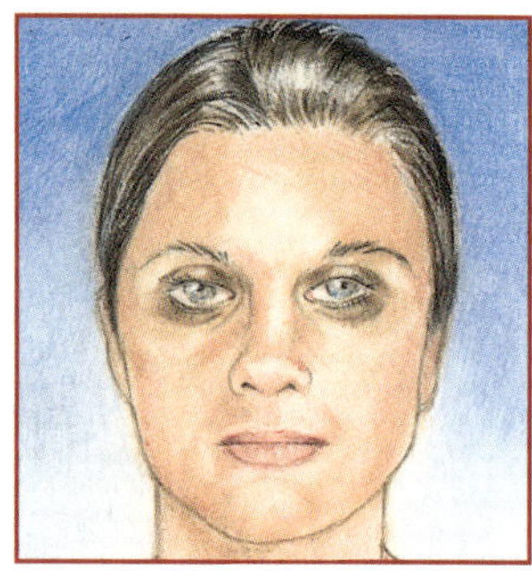

Würfelfalten an den Augen

Hinweise auf Salz Nr. 1 – Calcium fluoratum

Betrachten Sie in Ruhe das Gesicht, und suchen Sie nach den folgenden Anzeichen:

- An den Augenlidern, besonders an den unteren, zeigen sich quadratisch angeordnete, feine Fältchen: Ausgehend von den inneren Augenwinkeln ziehen sie zu den äußeren Augenwinkeln. Dabei kreuzen jeweils zwei senkrecht verlaufende zwei waagrecht verlaufende Linien. Die Falten sehen somit aus wie kleine Quadrate, daher auch »Würfelfalten« genannt. Diese sind natürlich meist nicht wie mit dem Lineal gezogen, sondern häufig verformt und nicht symmetrisch. Am besten können Sie die Würfelfalten ausfindig machen, wenn der Blick nach oben gerichtet ist.
- Die Haut im gesamten Gesicht ist schlaff.
- Feiner Glanz auf der Stirn; die Haut sieht aus, als wäre sie frisch lackiert. Das erkennen Sie am besten an einem anderen Menschen, wenn dessen Augen beide geschlossen sind und Sie von einer Seite aus auf die Stirn sehen.
- Bräunlich-schwarze Verfärbungen um die Augen
- Lippen verfärben sich leicht bläulich (überwiegend bei körperlicher Belastung).
- Die Zähne wirken gläsern und durchscheinend, vor allem deren Spitzen.
- Hautschuppen auf den oberen Augenlidern

Sehen Sie Ihr Gesicht oder das Ihres Gegenübers in Ruhe an, und suchen Sie nach den im Text aufgelisteten Merkmalen – die Reihenfolge ist dabei nicht ausschlaggebend.

Suchen Sie zur Sicherheit auch nach diesen sichtbaren Anzeichen: starke Hornhautbildung an Füßen und Händen, Auflagerung an den Knochen (»Überbeine«), spröde Finger- und Fußnägel, rissige Haut an Händen und Lippen.

Zeichen der Psyche sind schwerer zu entdecken. Forschen Sie behutsam nach Anzeichen von unbegründeter Furcht und Minderwertigkeitsgefühlen.

»Käsige«, wächserne Gesichtsfarbe

Hinweise auf Salz Nr. 2 – Calcium phosphoricum

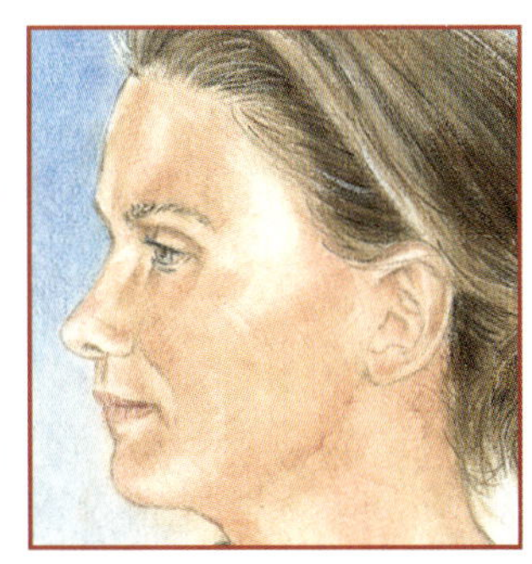

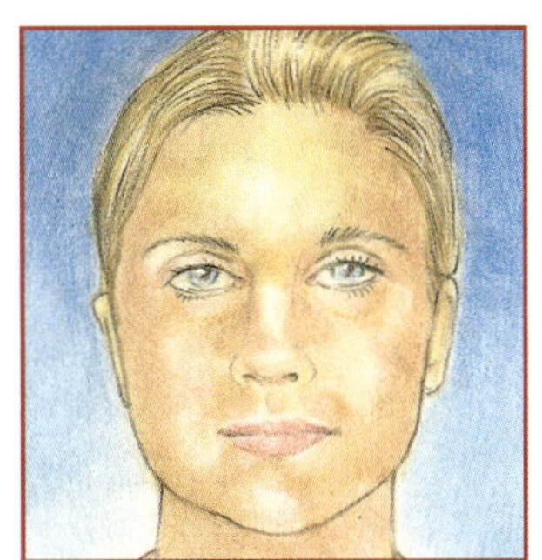

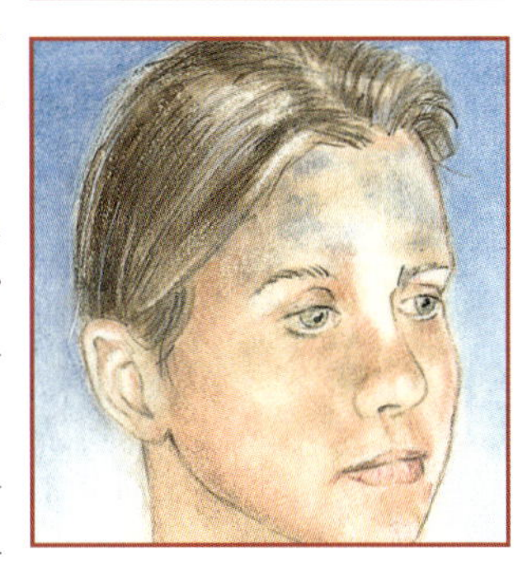

Betrachten Sie in Ruhe das Gesicht, und suchen Sie nach den folgenden Anzeichen:

- Leichter Glanz an den Schläfen
- Die Haut im ganzen Gesicht wirkt »käsig« blass und wie mit Wachs überzogen. An Stirn, Ohren, Nasenwurzel und an der unteren Kante der beiden Nasenflügel ist das wächserne Aussehen besonders stark ausgeprägt.
- Auf der Stirn zeigen sich oft bläuliche Flecken.
- Weiße Verfärbungen auf den Zähnen und vor allem auf den Nägeln
- Weißer Belag auf der Zunge, fühlt sich pelzig an.
- Schmale Lippen
- Verkrampfte Gesichtsmuskulatur, sichtbar angespannt
- Häufig Neigung zu Karies

Neben diesen mehr oder weniger gut sichtbaren Zeichen gibt es noch andere Merkmale für das Fehlen von Calcium phosphoricum:

- Deutliche Anzeichen eines Mangels sind Erkrankungen wie Blutarmut (Anämie), Herzrhythmusstörungen oder Osteoporose (Knochenschwund), die natürlich in der Regel erst in höherem Alter zutage tritt.
- Zu den eher nervös bedingten Anzeichen zählen Schlafstörungen (Einschlaf- und Durchschlafstörungen, nächtliches Erwachen) sowie Kopfschmerzen, die sich nach Anstrengungen zeigen.
- Häufiges Nasenbluten oder Polypen in der Nase weisen auf ein Fehlen dieses Salzes ebenso hin wie Störung der Knochenhaut- und Zahnbildung (Rachitis).

Zeichen der Psyche sind schwerer zu entdecken. Forschen Sie behutsam nach Anzeichen von Nervosität oder Depressionen.

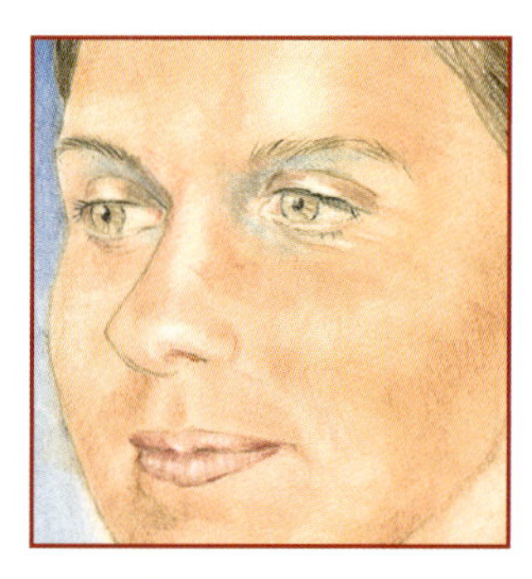

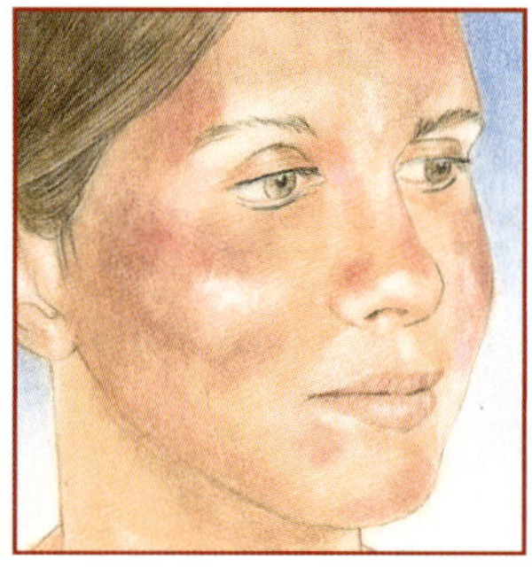

»Eisenschatten« an den Augen und rote Ohren

Hinweise auf Salz Nr. 3 – Ferrum phosphoricum

Betrachten Sie in Ruhe das Gesicht, und suchen Sie nach den folgenden Anzeichen:

- Dunkle, schwarz-bläulich wirkende, Verfärbungen an den inneren Augenwinkeln, die so genannten »Eisenschatten«. Sie führen zu einem müden, erschöpften Aussehen – wie nach einer durchgemachten Nacht, auch wenn man eigentlich ausreichend Schlaf hatte. Die Eisenschatten können Sie besser ausmachen, wenn Sie einen Meter vom Gesicht wegtreten oder den Spiegel weit von Ihrem Gesicht abhalten. Aus unmittelbarer Nähe sind die dunklen Schatten oft nicht so auffällig; insbesondere dann, wenn sie noch nicht so intensiv ausgeprägt sind. Es empfiehlt sich darüber hinaus, die Augenpartien von der Seite zu betrachten.
- Rötliche Verfärbungen im gesamten Gesicht, besonders auf der Stirn und im Bereich der Wangenknochen. Diese typische »Eisenröte« ist ähnlich dem Aussehen der Haut, wenn man länger bei Kälte draußen war und dann in die Wärme zurückkehrt.
- »Eisenohren«, rote und warme Ohren. Manchmal sind die Ohren zwar nicht gerötet, aber auffällig warm.
- Bei Hektik und Erregung zeigen sich rote Flecken an Hals und im Gesicht.
- Viele Mitesser und Pickel, die sich leicht entzünden.

Je ausgeprägter Eisenschatten, Verfärbungen und andere sichtbare und unsichtbare Merkmale sind, desto größer ist der Mangel an einem Salz.

Überprüfen Sie das Ergebnis, indem Sie nach Anzeichen eines geschwächten Immunsystem fahnden, wie wiederholte Entzündungen und Infekte oder nur mäßiges Fieber (bis 39 °C), die für Ferrum phosphoricum ebenso charakteristisch sind wie häufige Müdigkeit.

Die psychischen Zeichen sind Konzentrationsschwierigkeiten und wiederholte Konflikte mit sich und der Umwelt.

»Milchbrille« und Couperose

Hinweise auf Salz Nr. 4 – Kalium chloratum

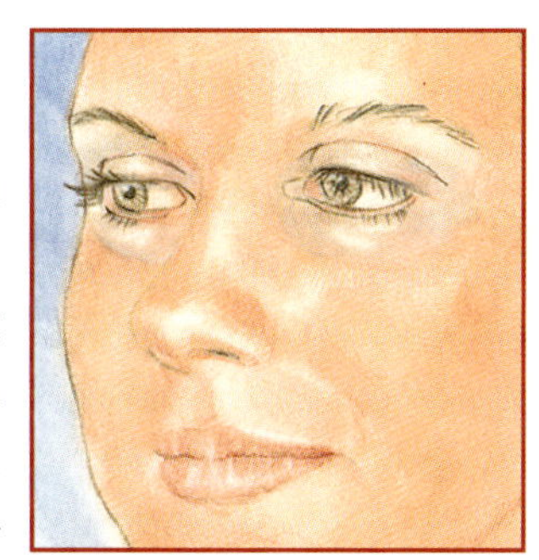

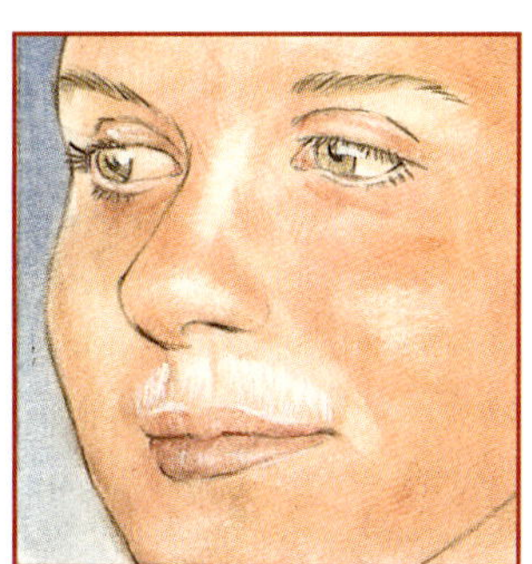

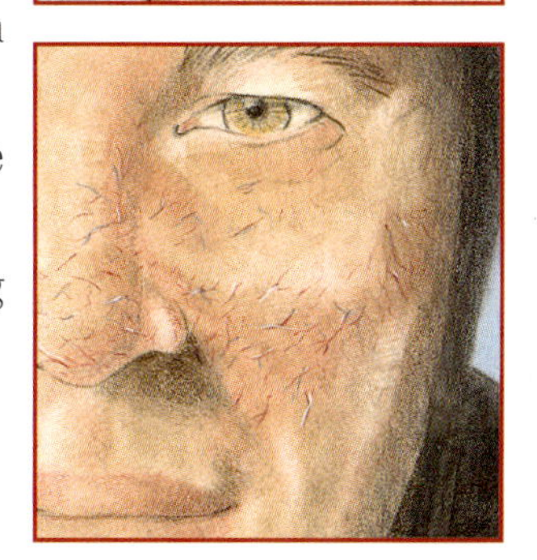

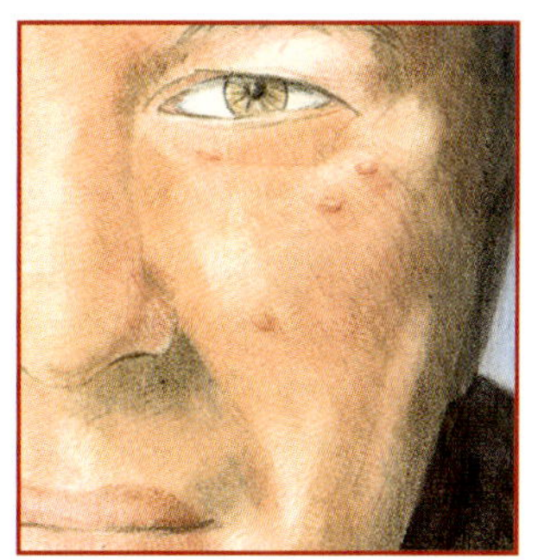

Betrachten Sie in Ruhe das Gesicht, und suchen Sie nach den folgenden Anzeichen:

- Milchig wirkende Schattierungen um den Augen, meist mit einem leichten bläulichen, mitunter auch rötlichen Schimmer. Dabei erscheint nicht die Haut an sich verfärbt, sondern wie mit weißer Farbe angemalt. Die hellen Stellen befinden sich vor allem an oberen und unteren Augenlidern – so entsteht der Eindruck einer Brille. Am besten können Sie diese typische Signatur erkennen, wenn der Blick nach oben gerichtet ist.
- An der Oberlippe zeigt sich die Haut ebenfalls milchig oder milchig-rötlich gefärbt (Milchbart).
- An den Wangen, auf der Nase und unterhalb der Augen gibt es häufig geplatzte, kleine Äderchen, so genannte Couperose. Das kennen Sie auch von den Beinen, da nennt man sie Besenreiser.
- Talgablagerungen, besonders unterhalb der Augen, die wie Grießkörner aussehen.
- Die Zunge kann einen weiß-grauen und trockenen Belag haben.

Suchen Sie zur Sicherheit nach weiteren Anzeichen:

- Drüsen- und Lymphknotenschwellungen
- Neigung zu Thrombosen und Entzündungen
- Krampfadern und Besenreiser
- Schnelle Gewichtszunahme, oft Übergewicht
- Weißlicher Belag auf der Zunge

Sicherstes Anzeichen auf der psychischen Ebene ist eine übermäßige Emotionalität, die aber nicht gezeigt oder zugegeben wird. Stattdessen ist bei vielen Menschen, denen Kalium chloratum fehlt, eine Strenge spürbar, die wie selbst auferlegt wirkt.

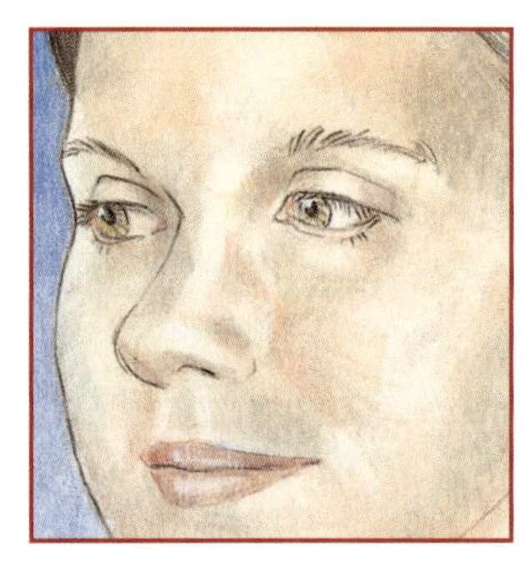

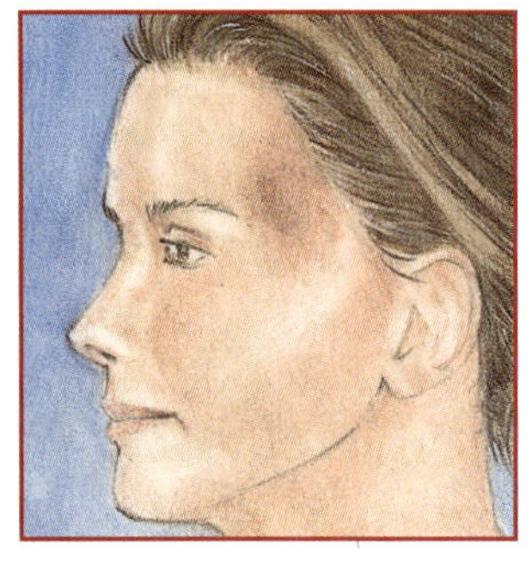

Fahles Gesicht und eingefallene Schläfen

Hinweise auf Salz Nr. 5 – Kalium phosphoricum

Betrachten Sie in Ruhe das Gesicht, und suchen Sie nach den folgenden Anzeichen:

- Graue Verfärbungen im gesamten Gesicht, das damit wie von einem Schleier aus Asche bedeckt und beschmutzt wirkt. »Aschfahl« trifft diesen Ton sehr gut.
- Auffällig starker und oft fauliger Mundgeruch, der sich auch durch Zähneputzen, Kaugummi oder Mundwässer nicht beseitigen lässt.
- Die Schläfen wirken eingefallen und sind oft auch dunkel verfärbt. Diese Signatur ist umso ausgeprägter, je stärker die Störung des Kalium-phosphoricum-Haushaltes ist.
- Die Augen sind matt und haben keinen Glanz.
- Neigung zu entzündetem Zahnfleisch (Parodontose)
- Oft blutendes Zahnfleisch

Zu den nicht sichtbaren Zeichen eines Mangels an Kalium phosphoricum gehören Anzeichen einer schnellen Erschöpfbarkeit, vor allem im Körperlichen, und eine auffallende Müdigkeit. Fahnden Sie nach Anzeichen einer Muskelschwäche und oder Lähmungserscheinungen.

Auch Zahnfleisch und Zähne sind kränklich – Zahnfleischbluten und Parodontose sind ebenfalls sehr typische Anzeichen für einen Mangel an Kalium phosphoricum.

Typisch ist, dass Fieber auch bei Erwachsenen über 39 °C steigt.

Die psychischen Zeichen sind nicht ganz so eindeutig. Aber Menschen, die an Gedächtnisschwäche, Konzentrationsstörungen und Nervosität leiden, sind ebenso von einem Mangel an Kalium phosphoricum betroffen wie solche, die zu Melancholie und depressiven Verstimmungen neigen oder Zustände ausgesprochener geistiger Erschöpfung und Apathie kennen. Typisch sind für diesen Typ außerdem Platzangst, Vernachlässigung der eigenen Bedürfnisse bis zur Selbstaufgabe als Ausdruck eines letztlich mangelnden Selbstvertrauens.

Braun-gelblicher Teint – wie geschminkt

Hinweise auf Salz Nr. 6 – Kalium sulfuricum

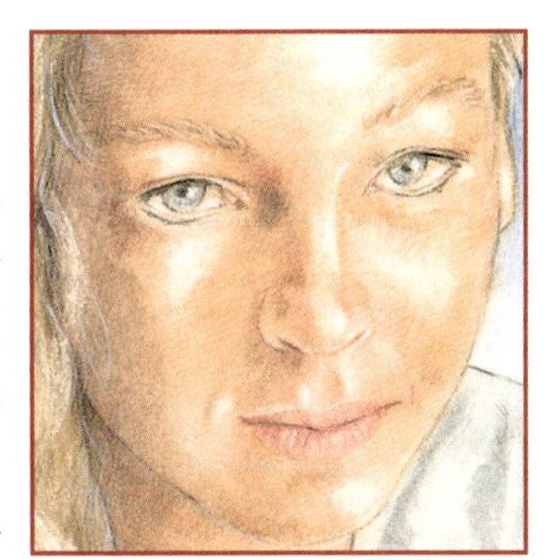

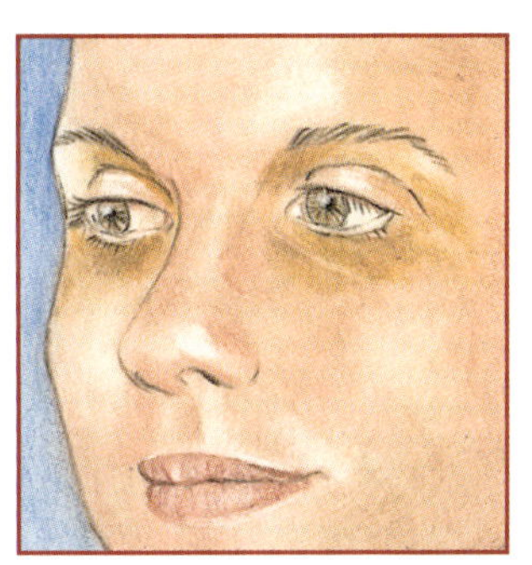

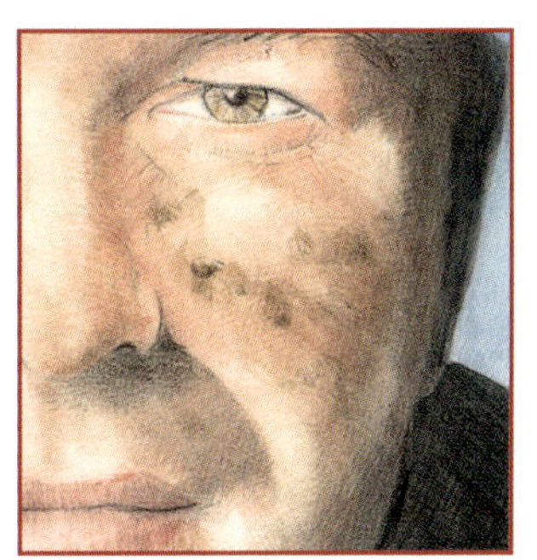

Betrachten Sie in Ruhe das Gesicht, und suchen Sie nach den folgenden Anzeichen – die Reihenfolge ist nicht ausschlaggebend, obwohl die bräunliche Verfärbung des Gesichts bei den meisten Menschen dieses Salztyps vorherrschend sein dürfte:

- Viele dunkle Pigmentierungen und so genannte Altersflecken. Diese können zu warzenartigen Flecken werden, die oft auch verhärtet sind.
- Bräunlich-gelblicher Schatten rund um die Augen
- Die Haut im ganzen Gesicht wirkt wie geschminkt, zeigt eine bräunlich-gelbe Färbung, wie durch Make-up.

Auffallend bei einem Mangel an Kalium sulfuricum ist die angespannte Stimmungslage. Viele dieser Persönlichkeiten wirken auf einen aufmerksamen Beobachter, als würden sie die Zähne zusammenpressen, um die aufsteigenden Tränen zurückzuhalten.

Eine gewisse, oft sehr geschickt verborgene Traurigkeit liegt über diesen Menschen, die sich in plötzlich aufbrechender Ängstlichkeit oder Reizbarkeit wegen Nichtigkeiten entladen kann. Auch ein auffallendes, auf lässigere Mitmenschen fast übersteigert wirkendes Pflichtgefühl ist für diesen Salztyp absolut charakteristisch. Platzangst ist ein weiteres untrügliches Symptom.

Zu den nicht sichtbaren körperlichen Anzeichen, die Sie entweder aus der eigenen Krankengeschichte kennen oder bei Ihrem Gegenüber abfragen sollten, gehören

- Ekzeme oder Neurodermitis
- Muttermale, Pigmentflecken
- Verdauungsstörungen und Völlegefühl
- Schuppige Haut
- Übersteigertes Bedürfnis nach frischer Luft

Platzangst ist das starke Gefühl der Beklemmung in einer geschlossenen Umgebung voller Menschen. Sie kann im Flugzeug ebenso auftreten wie in der U-Bahn oder im Konzertsaal.

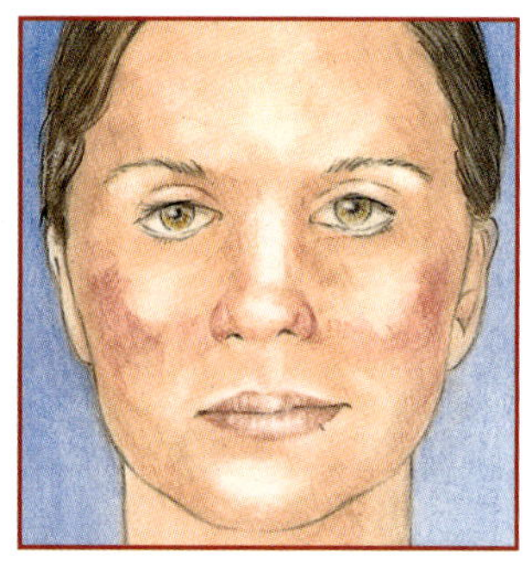

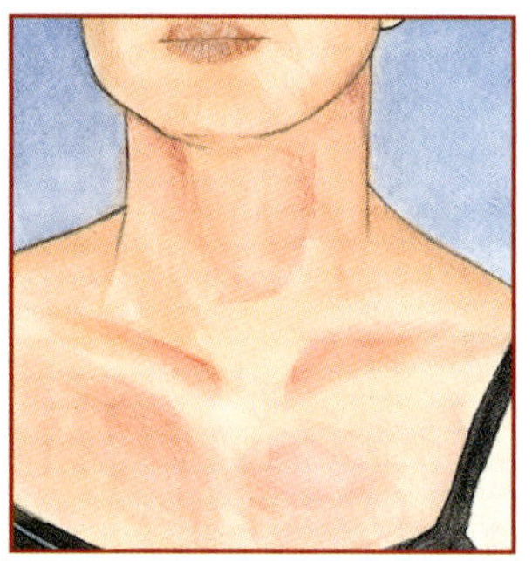

Rötungen im Gesicht und hektische Flecken

Hinweise auf Salz Nr. 7 – Magnesium phosphoricum

Betrachten Sie in Ruhe das Gesicht, und suchen Sie nach den folgenden Anzeichen – die Reihenfolge ist dabei nicht ausschlaggebend:

- Besonders bei Stress und Anspannung bilden sich rote, so genannte »hektische« Flecken an Hals und Dekolletee. Bei einigen Menschen können auch Alkohol und Mahlzeiten, besonders warme, die man verspätet zu sich nimmt, der Auslöser dafür sein.
- Auffallend rote Flecken rechts und links der beiden Nasenflügel sowie an den Wangen. Sie können dauerhaft bestehen oder auch nur vorübergehend sein – dann vielfach bei Verlegenheit oder aus Scham.
- Rasches Erröten in aufregenden, hektischen Situationen. Typisch ist dabei, dass die Röte kommt und wieder geht. Der Betreffende glüht innerlich, obwohl die Haut sich nicht erhitzt anfühlt.

Auch alle weiteren Anzeichen sind auffallend: Krämpfe aller Art (Wadenkrämpfe), blitzartig einschießende, krampf- und kolikartige Schmerzen, Herzstolpern, starkes Verlangen nach Schokolade, Schlafstörungen und Juckreiz.

Sie kennen das Gefühl, sich zu blamieren, sind schnell einmal verlegen und beschämt, denn ganz tief innen leiden Sie an Minderwertigkeitsgefühlen.

DIE »HEISSE SIEBEN«

Bei Bauch- und Menstruationsschmerzen und jedweden Krämpfen, bei Blähungen, Blasenentzündungen und Koliken der Nieren oder Galle ist die »Heiße Sieben« eine gute Hilfe. Bis sich diese Beschwerden gebessert haben, wiederholen Sie alle 30 Minuten die Einnahme. Geben Sie 10 Tabletten Magnesium phosphoricum in ein Glas abgekochtes, heißes Wasser. Rühren Sie mit einem Kunststoff- oder Holzlöffel um, und nehmen Sie noch warm alle zwei bis fünf Minuten kleine Schlucke. Behalten Sie diese ein bis zwei Minuten im Mund.

Glänzende Haut – wie mit Gel eingerieben

Hinweise auf Salz Nr. 8 – Natrium chloratum

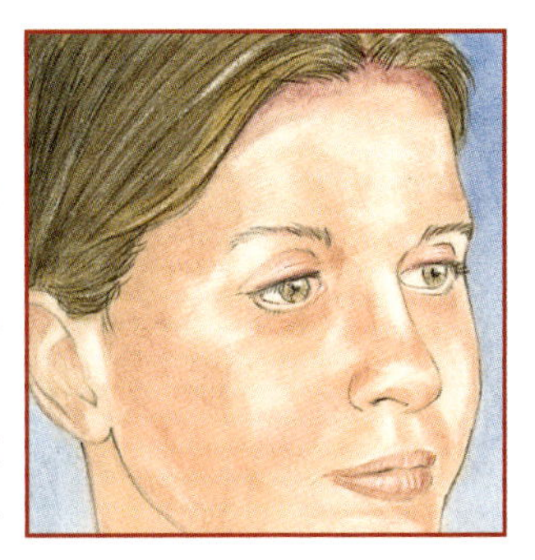

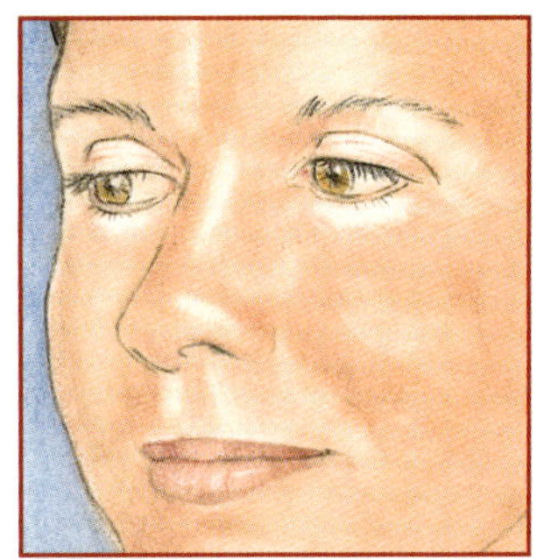

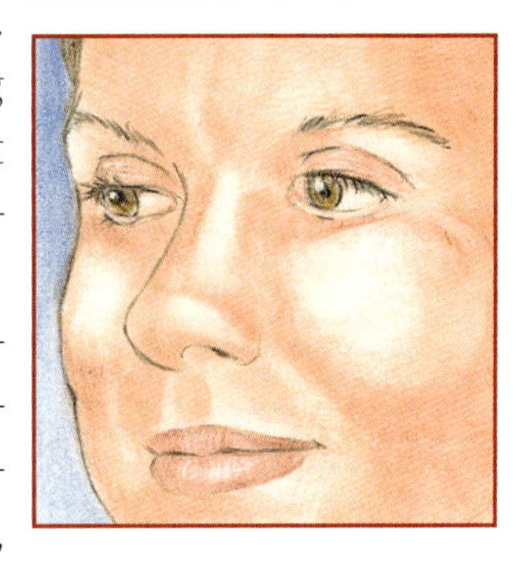

Betrachten Sie in Ruhe das Gesicht, und suchen Sie nach den folgenden Anzeichen:

- Die Haut im gesamten Gesicht ist großporig, besonders an den Wagen und am Kinn, und sieht schwammig aus.
- Der Lidrand ist rötlich und entzündet, manchmal zeigt sich der rote Rand auch am Haaransatz auf der Stirn. Beides weist auf einen bereits länger bestehenden Mangel an Natrium chloratum hin.
- Feucht glänzende obere und untere Augenlider: Sie wirken wie mit Gel bedeckt, man spricht auch von »Gelatineglanz«. Diese Signatur erkennen Sie am besten, wenn der Blick nach oben gerichtet ist.
- Viele Mitesser und Pickel
- Dicke Wangen, »Pausbacken«
- Trockene Haut am gesamten Körper, nicht nur im Gesicht. Dabei ist die Haut nicht fettarm, sondern besitzt zu wenig Feuchtigkeit. Fetthaltige Cremes werden daher schlecht vertragen, feuchtigkeitsspendende leichte Cremes dagegen gut.

Anzeichen wie starker Durst oder das Verlangen nach Gesalzenem wie Chips, Tacos, Wurst, salzigen Suppen, Salzgebäck fallen zunächst kaum auf. Doch wenn Sie darauf achten und nachfragen oder nachdenken, entdecken Sie sicher, dass Sie oder Ihr Gegenüber auch folgende beiden Anzeichen kennen:

- Brennen in Speiseröhre und Schlund
- Wässriger, klarer Schnupfen

Man ist sehr schnell beleidigt – schon ein unfreundliches Wort, ein hämischer Blick, eine »dumme« oder gar abfällige Bemerkung genügen. Diese Reaktion ist Ausdruck einer gewissen Überheblichkeit.

Außer den Hauterscheinungen sind die übrigen Anzeichen des Mangels an Kochsalz eher versteckt – auch die Überheblichkeit wird eher verborgen und zeigt sich nicht als Arroganz.

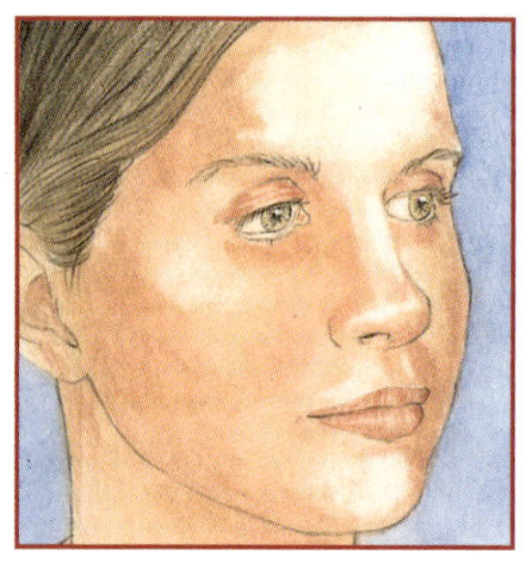

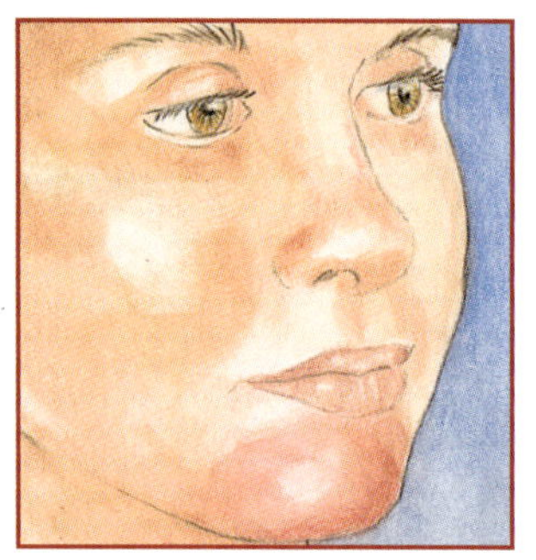

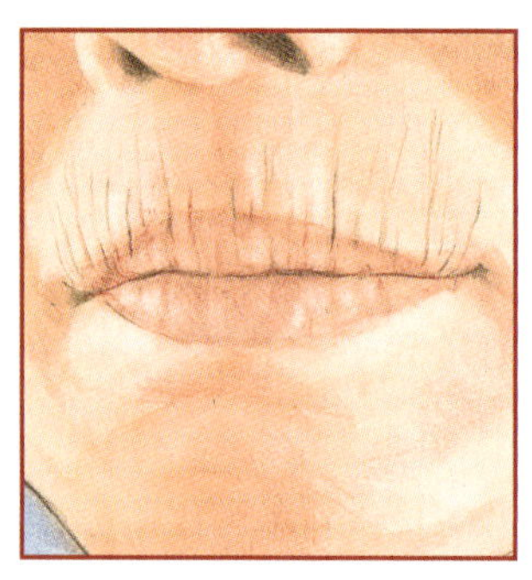

Bei einem Mangel an Natrium phosphoricum gerät unter anderem der Fettstoffwechsel aus der Balance. Davon kündet eine »schlechte Haut« – und großer Appetit auf Süßigkeiten.

Fettglänzende Haut und Unreinheiten

Hinweise auf Salz Nr. 9 – Natrium phosphoricum

Betrachten Sie in Ruhe das Gesicht, und suchen Sie nach den folgenden Anzeichen – die Reihenfolge ist dabei nicht ausschlaggebend:

- Fettiger, stumpfer Glanz auf der Stirn, an den Nasenflügeln, auf der Nasenspitze und am Kinn – der so genannten T-Zone. Hier sind die Talgdrüsen besonders zahlreich angesiedelt. Der Fettglanz ist nicht immer gleich stark ausgeprägt, im Sommer tritt er beispielsweise stärker in Erscheinung als im Winter. Bei Frauen spielt auch der Menstruationszyklus eine Rolle für die Intensität. Übrigens haben Brillenträger durch diese Signatur häufig fettverschmierte Brillengläser. Ein gutes Indiz also für diesen Salz-Typ.
- Auffällig viele Mitesser und Pickel
- Die Haut im ganzen Gesicht hat einen matten, perlmuttartigen Schimmer.
- Rötliche Verfärbung am Kinn
- Senkrecht auf die Oberlippe zulaufende, feine Falten
- Aufgedunsene Wangen, oft gepaart mit einem ausgeprägtem Doppelkinn
- Trockene Haare, die beim Bürsten und Kämmen leicht »fliegen«, und fettarme Haut. Beides kann sich einstellen, wenn der Natrium-phosphoricum-Haushalt bereits seit längerem gestört ist.

Auf der nicht sichtbaren Ebene, gleichsam hinter den Kulissen, begünstigt der entgleiste Säuren-Basen-Haushalt vor allem Sodbrennen und Magenschleimhautentzündung. Auch rheumatische Beschwerden weisen auf einen Mangel an Natrium phosphoricum hin. Zu den psychischen Zeichen zählen Reizbarkeit, Aggression gegen sich selbst und ein übermäßiger Energieeinsatz.

Helle Stelle zwischen Mund und Nase

Hinweise auf Salz Nr. 10 – Natrium sulfuricum

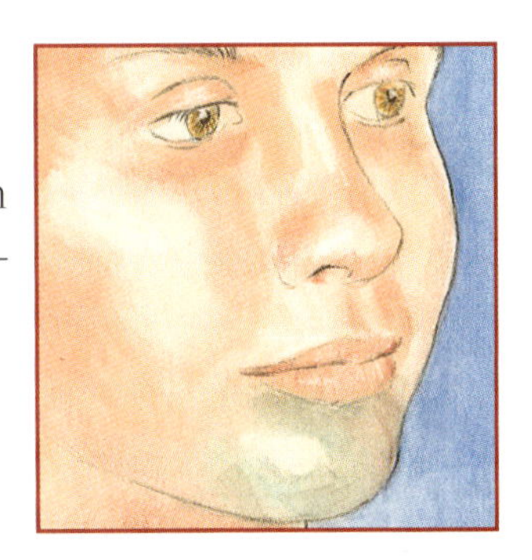

Betrachten Sie in Ruhe das Gesicht, und suchen Sie nach den folgenden Anzeichen – die Reihenfolge ist dabei nicht ausschlaggebend:

- Rötung im gesamten Gesicht
- Grünlich-graue Verfärbung am Kinn
- Auch die Augäpfel sind oft gelblich verfärbt
- Häufig aufgedunsenes Gesicht
- Geschwollene Tränensäcke
- Nase zeigt bläulich-rötliche Verfärbungen, sieht damit aus wie eine »Säufernase«.
- Im Bereich zwischen Oberlippe und Nase ist die Haut auffällig heller als im restlichen Gesicht; mitunter zeigen sich hier auch helle Flecken.

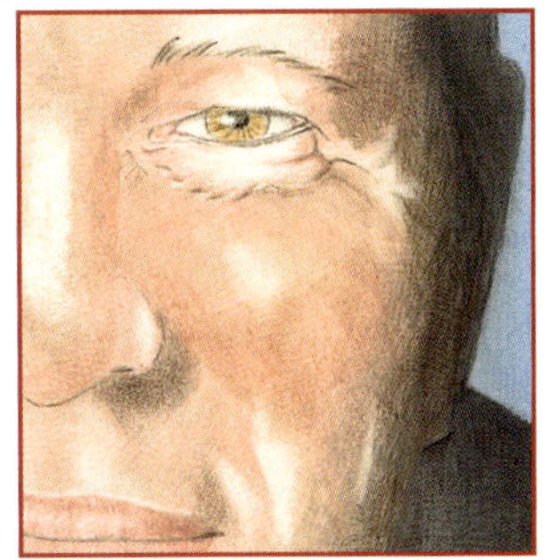

Wenn Leber, Niere und Blase, aber auch Gallenblase und Darm, die zu ihrer Arbeit nötige Unterstützung von Natrium sulfuricum fehlt, kann der Körper weder die Gewebsflüssigkeiten noch die Wasseransammlungen im notwendigen Maß entfernen. Dies zeigt sich nicht nur im Gesicht, sondern am ganzen Körper. Es kommt zu

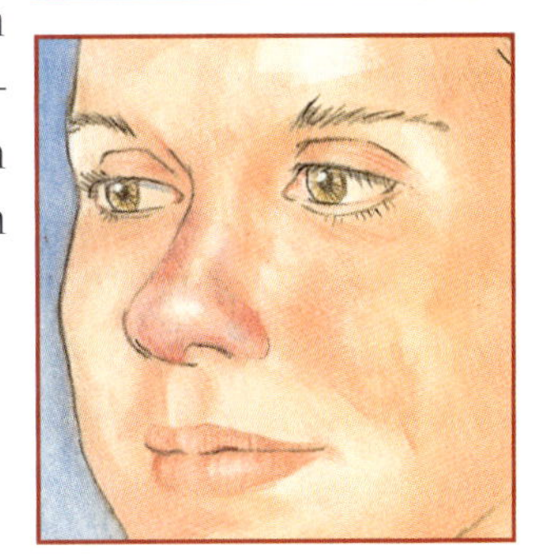

- Wasseransammlungen im Gewebe
- Geschwollenen Beinen, Füßen und Händen
- Übelriechenden Blähungen
- Juckender Haut
- Geschwollenen Augen (Tränensäcke)
- Kopfschmerzen
- Gelenkbeschwerden
- Und bei Infektionen zu Fieberbläschen und Herpes

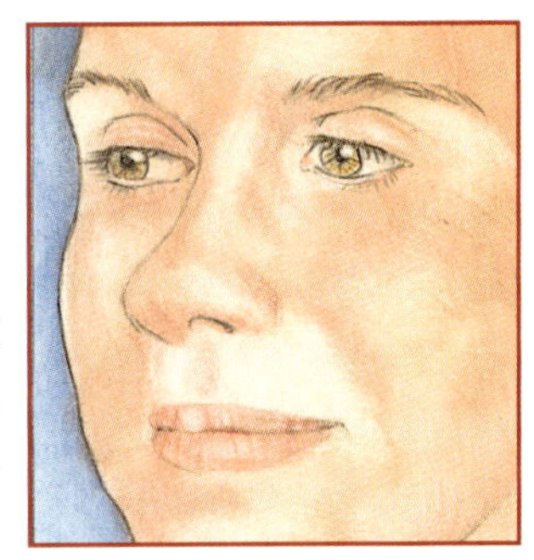

Auch im seelischen Bereich werden ungute Gefühle nicht genügend verarbeitet. Ein Mangel an Natrium sulfuricum macht sich durch gegensätzliche Gefühlsäußerungen bemerkbar – man schwankt zwischen Wut und Müdigkeit.

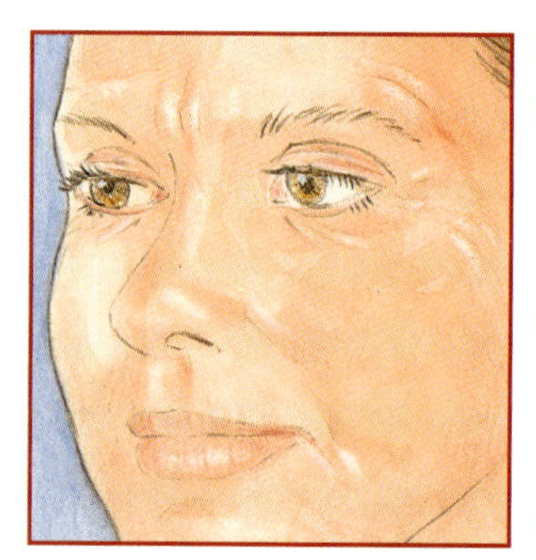

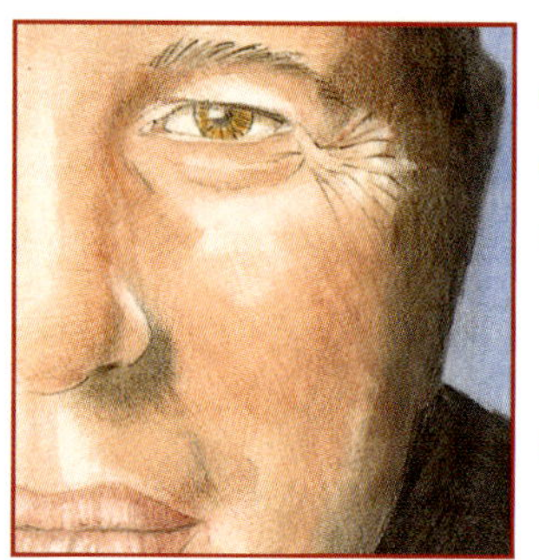

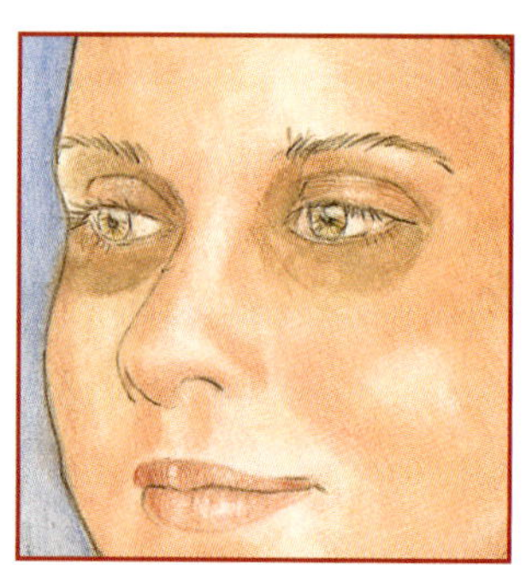

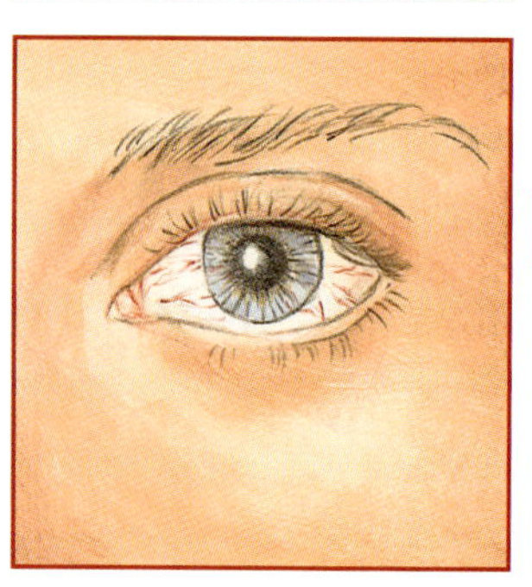

Sehr faltige Haut (Krähenfüße)

Hinweise auf Salz Nr. 11 – Silicea

Betrachten Sie in Ruhe das Gesicht, und suchen Sie nach den folgenden Anzeichen:

- Viele Falten im gesamten Gesicht, besonders an den Augen: Damit wirkt man insgesamt frühzeitig gealtert. Auch vor den Ohren zeigen sich viele Falten.
- Auffällige Falten an den äußeren Augenwinkeln – so genannte »Krähenfüße«
- Dunkle Schatten rund um die Augen
- Tiefliegende Augen, wirken wie in Höhlen.
- Die Haut im gesamten Gesicht glänzt wie frisch poliert. Besonders auffällig ist der Politurglanz auf der Nasenspitze und auf der Stirn.
- Kleine, geplatzte Äderchen rund um die Pupillen und in den Augenäpfeln
- Ausgeprägte Neigung zu blauen Flecken, schon nach leichten Stößen
- Brüchige Nägel, die typischerweise in einzelnen Schichten absplittern.
- Haare wachsen schlecht und haben gespaltene Spitzen, so genannten Spliss.

Diese gesteigerte »Zerbrechlichkeit« macht sich auch psychisch bemerkbar. Auf der einen Seite steht eine deutliche Übererregbarkeit (Licht- und Geräuschempfindlichkeit). Auf der anderen ein ausgeprägtes Harmoniebedürfnis.

KIESELERDE

Kieselsäure oder Siliciumdioxid (SIO_2) kommt natürlicherweise im Bindegewebe vor. In Apotheken erhalten Sie Kieselerde, ein Präparat, das meist zu über 80 Prozent aus Kieselsäure besteht.

Kalkige, alabasterweiße Haut

Hinweise auf Salz Nr. 12 – Calcium sulfuricum

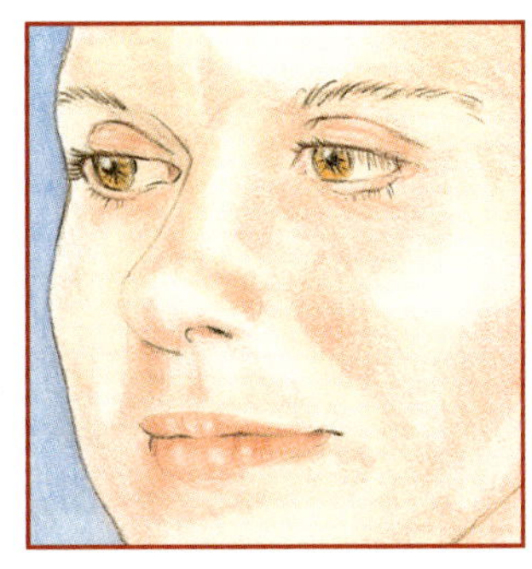

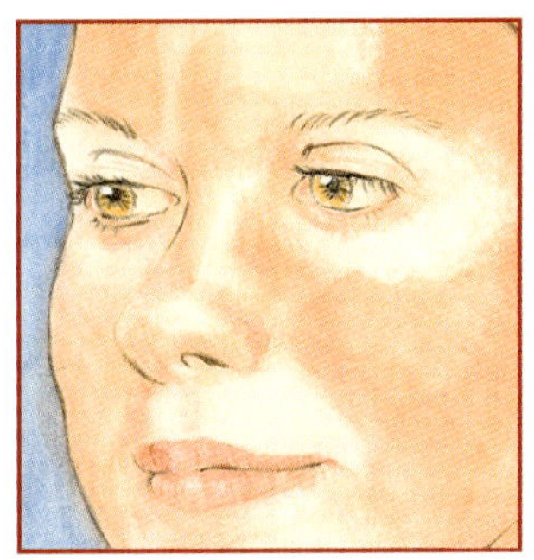

Betrachten Sie in Ruhe das Gesicht, und suchen Sie nach den folgenden Anzeichen:

- Die Haut im ganzen Gesicht ist auffällig weiß; sieht aus wie Gips – nicht zu verwechseln mit der milchigen Färbung bei Kalium chloratum.
  Dabei kommt dieser Farbton von innen, wirkt also nicht wie eine Schicht auf der Haut.
- Augen- und Mundpartie sind besonders hell, wirken wie Kalk.
- Häufig Eiterungen der Haut

Außer den auffallend häufigen Eiterungen der Haut (Pickel) weist im Gesicht nichts darauf hin, dass Calcium sulfuricum eine wichtige Rolle bei der Steuerung von Entzündungen spielt, die dieses Salz hemmt. Kommt es also zu einem Mangel an Calcium sulfuricum, steigt die Entzündungsbereitschaft im Organismus. Fahnden Sie also neben Anzeichen des so genannten »Gipsgesichts« in Ihrer eigenen Entwicklung oder in der Krankengeschichte der Ihnen gegenübersitzenden Person nach folgenden Anzeichen:

- Eitrige Mandel- und Halsentzündungen
- Wiederholte Gelenkentzündungen
- Chronische Eiterungen

Bei einem Mangel an Kalziumsulfat gerät auch die Psyche aus dem Gleichgewicht. So wie sich im Körper eine Neigung zu eitrigen Entzündungen und Abszessen breit macht, wird auch die Persönlichkeit »unleidig«. Menschen, die gern Recht haben, die versuchen, sich auf Biegen und Brechen mit ihrer Meinung durchzusetzen, leiden häufig an einem Kalziumsulfat-Mangel.

Auch extreme Sichtweisen wie die »Schwarz-Weiß-Malerei« eines Unbelehrbaren gehören in diese Kategorie.

Spurensuche von Kopf bis Fuß

Auf den folgenden Seiten finden Sie eine Aufzählung körperlicher und psychischer Symptome, die Störungen im Mineralstoffhaushalt anzeigen.

Check-up durch den Körper

Lesen Sie sich die Übersicht aufmerksam durch, und machen Sie bei den Merkmalen, die für Sie zutreffen, ein Kreuz an der Seite. Im Anschluss lesen Sie die Beschreibung jenes Salzes, bei dem Sie die meisten Kreuze gemacht haben.

Vielleicht möchten Sie den Check-up später noch einmal machen oder das Buch an jemanden weitergeben: Benutzen Sie dann zum Ankreuzen besser einen Bleistift, oder machen Sie Kopien der entsprechenden Seiten.

BEWEGUNGSAPPARAT

Bänder und Sehnen

- ❑ Schwäche .... Calcium fluoratum
- ❑ Spreiz-, Senk- oder Knickfuß .... Calcium fluoratum
- ❑ Entzündungen .... Ferrum phosphoricum

Gelenke

- ❑ Harnsäureablagerungen, Gicht .... Natrium phosphoricum
- ❑ Gelenkbeschwerden .... Natrium sulfuricum
- ❑ Entzündungen .... Calcium sulfuricum

Knochen

- ❑ Neigung zu Brüchen .... Calcium phosphoricum
- ❑ Osteoporose (Knochenschwund) .... Calcium fluoratum
- ❑ Überbeine .... Calcium fluoratum
- ❑ Schwäche .... Silicea

Muskeln

- ❑ Schwäche .... Kalium phosphoricum
- ❑ Verspannungen .... Magnesium phosphoricum
- ❑ Oft Krämpfe .... Magnesium phosphoricum

VERDAUUNGSSYSTEM

Magen und Speiseröhre

- ❑ Empfindlich, schnell gereizt .... Kalium chloratum
- ❑ Schleimhaut entzündet .... Natrium phosphoricum
- ❑ Sodbrennen .... Natrium phosphoricum
- ❑ Brennendes Gefühl in Speiseröhre und Schlund .... Natrium chloratum
- ❑ Völlegefühl .... Kalium sulfuricum

Darm

- ❑ Schlechte Fettverdauung .... Natrium phosphoricum
- ❑ Durchfall .... Natrium sulfuricum
- ❑ Verstopfung .... Natrium sulfuricum
- ❑ Blähungen .... Natrium sulfuricum
- ❑ Faulig riechender Stuhl .... Kalium phosphoricum
- ❑ Häufiges Hungergefühl .... Kalium phosphoricum

GEFÄSSSYSTEM

Kreislauf

- ❑ Durchblutungsstörungen, häufig kalte Füße und Hände .... Natrium chloratum
- ❑ Blutarmut .... Calcium phosphoricum
- ❑ Oft Nasenbluten .... Calcium phosphoricum
- ❑ Herzrasen .... Magnesium phosphoricum
- ❑ Polypen in der Nase .... Calcium phosphoricum

Blutgefäße

- ❑ Hämorrhoiden .... Calcium fluoratum
- ❑ Krampfadern .... Calcium fluoratum
- ❑ Besenreiser .... Calcium fluoratum
- ❑ Neigung zu Thrombosen .... Kalium chloratum

Beschummeln Sie sich beim Beantworten der Fragen nicht selbst! Wenn Sie sich mit einer Antwort nicht ganz sicher sind, prüfen Sie sich genau und befragen vielleicht Familienangehörige oder Freunde, die Ihnen weiterhelfen könnten. Nur mit wahrheitsgemäßen Antworten kommen Sie zum richtigen Heilmittel.

HAUT, HAARE UND NÄGEL

Haut

- ❑ Schuppig .... Kalium sulfuricum
- ❑ Schwaches Bindegewebe .... Calcium fluoratum
- ❑ Schlaffe Haut .... Calcium fluoratum
- ❑ Viele Falten .... Silicea
- ❑ Vorzeitig gealtert .... Silicea
- ❑ Großporig .... Natrium chloratum
- ❑ Zellulitis .... Natrium chloratum
- ❑ Falten an den Augenwinkeln .... Silicea
- ❑ Muttermale und Pigmentflecken .... Kalium sulfuricum
- ❑ Unrein, viele Mitesser und Pickel .... Natrium phosphoricum
- ❑ Ekzeme .... Kalium sulfuricum
- ❑ Akne .... Natrium phosphoricum
- ❑ Neurodermitis .... Kalium sulfuricum
- ❑ Herpes und Fieberbläschen .... Natrium sulfuricum
- ❑ Starke Hornhautbildung .... Calcium fluoratum
- ❑ Schwangerschaftsstreifen .... Calcium fluoratum
- ❑ Juckt oft .... Magnesium phosphoricum
- ❑ Wunden heilen schlecht .... Silicea
- ❑ Wie gegerbt, »Lederhaut« .... Calcium fluoratum
- ❑ Errötet rasch .... Magnesium phosphoricum
- ❑ Oft blaue Flecken .... Silicea

Gerade Hauterscheinungen sind häufig nicht einfach zu beurteilen. Genaues Hinsehen ist sehr wichtig, um das Kreuz an der richtigen Stelle machen zu können.

Schleimhäute

- ❑ Empfindlich .... Kalium chloratum
- ❑ Oft Entzündungen .... Kalium chloratum
- ❑ Trocken .... Natrium chloratum

Finger- und Zehennägel

- ❑ Spröde .... Calcium fluoratum
- ❑ Brüchig .... Silicea
- ❑ Schlechtes Wachstum .... Silicea
- ❑ Nagelpilze .... Calcium fluoratum
- ❑ Rillen längs oder quer .... Ferrum phosphoricum

Haare

- ❑ Struppig und spröde .... Ferrum phosphoricum
- ❑ Fettig .... Natrium phosphoricum
- ❑ Schlechtes Wachstum .... Silicea
- ❑ Haarausfall .... Silicea

IMMUNSYSTEM

- ❑ Generell geschwächt .... Ferrum phosphoricum
- ❑ Häufige Erkältungen .... Ferrum phosphoricum
- ❑ Geschwollene Lymphknoten .... Kalium chloratum
- ❑ Wässriger Schnupfen .... Natrium chloratum
- ❑ Chronische Eiterungen .... Calcium sulfuricum

Geschwollene Lymphknoten können Sie am Hals unterhalb der Ohren und in der Leistenbeuge tasten. Sie sind ein Zeichen dafür, dass Ihr Abwehrsystem auf Hochtouren arbeiten muss.

AUSSCHEIDUNGSORGANE UND WASSERHAUSHALT

- ❑ Häufig Blasenentzündungen .... Natrium phosphoricum
- ❑ Spontaner, schwer kontrollierbarer Harndrang .... Calcium fluoratum
- ❑ Wasseransammlungen (Ödeme) .... Natrium sulfuricum
- ❑ Oft geschwollene Beine, Füße und Hände .... Natrium sulfuricum
- ❑ Tränensäcke unter den Augen .... Natrium phosphoricum
- ❑ Gestörter Wasserhaushalt (z.B. zu wenig oder zu viel Tränenflüssigkeit) .... Natrium chloratum

Probleme im Mund- und Rachenraum rühren häufig von unzureichender Zahnpflege her. Stellen Sie bitte sicher, dass Ihre Schwierigkeiten in diesem Bereich nicht dort ihren Grund haben.

ZÄHNE UND MUNDRAUM

- ❏ Karies .... Calcium fluoratum
- ❏ Zahnfleischbluten .... Kalium phosphoricum
- ❏ Zahnfleisch schlecht durchblutet ... Calcium phosphoricum
- ❏ Starker Mundgeruch .... Kalium phosphoricum
- ❏ Geschwüre im Mund (Aphten) .... Kalium chloratum

WEITERE, ALLGEMEINE MERKMALE

- ❏ Schnell erschöpft .... Kalium phosphoricum
- ❏ Mattigkeit .... Calcium phosphoricum
- ❏ Oft müde .... Ferrum phosphoricum, Kalium phosphoricum
- ❏ Übergewicht .... Kalium chloratum
- ❏ Oft Kopfschmerzen .... Calcium phosphoricum, Natrium sulfuricum
- ❏ Schlafstörungen .... Calcium phosphoricum, Magnesium phosphoricum
- ❏ Häufige Entzündungen .... Calcium sulfuricum

BEDÜRFNIS NACH ...

- ❏ Pikanten Speisen .... Calcium phosphoricum
- ❏ Salzigen Speisen .... Natrium chloratum
- ❏ Frischer Luft .... Kalium sulfuricum
- ❏ Schokolade .... Magnesium phosphoricum
- ❏ Süßem und süßen Mehlspeisen .... Natrium phosphoricum

Check-up in der Psyche

Sie finden hier eine Reihe von Eigenschaften, die nicht sehr vorteilhaft klingen – und niemand wird sich selbst »anschwärzen« wollen. Doch sind diese Anzeichen wichtig für die Bestimmung Ihres Salzes. Seien Sie also ganz ehrlich mit sich selbst.

- ❑ Sehr emotional .... Kalium chloratum
- ❑ Leicht erregbar .... Silicea
- ❑ Konzentrationsschwierigkeiten ..... Ferrum phosphoricum, Kalium phosphoricum
- ❑ Schlechtes Gedächtnis .... Kalium phosphoricum
- ❑ Fühlt sich leicht blamiert .... Magnesium phosphoricum
- ❑ Minderwertigkeitsgefühl .... Calcium fluoratum, Magnesium phosphoricum
- ❑ Kein Selbstvertrauen .... Kalium phosphoricum
- ❑ Oft verlegen .... Magnesium phosphoricum
- ❑ Ängstlichkeit .... Silicea
- ❑ Platzangst .... Silicea
- ❑ Hektisch .... Calcium fluoratum
- ❑ Nervosität ..... Kalium phosphoricum, Natrium sulfuricum
- ❑ Kein Antrieb .... Ferrum phosphoricum
- ❑ Empfindlich .... Ferrum phosphoricum, Calcium phosphoricum
- ❑ Schnell beleidigt .... Ferrum phosphoricum, Natrium chloratum
- ❑ Schnell und oft wütend .... Natrium sulfuricum
- ❑ Gereizt .... Kalium chloratum
- ❑ Überheblich .... Natrium chloratum
- ❑ Probleme mit der Umwelt .... Ferrum phosphoricum
- ❑ Aggressiv gegen sich selbst .... Natrium phosphoricum
- ❑ Depressive Verstimmungen ..... Calcium fluoratum, Silicea
- ❑ Melancholie .... Silicea
- ❑ Stimmungsschwankungen .... Calcium phosphoricum
- ❑ Übermäßiges Pflichtgefühl .... Kalium chloratum
- ❑ Extreme Ansichten .... Calcium sulfuricum
- ❑ Großes Harmoniebedürfnis .... Silicea
- ❑ Gleichgültigkeit .... Natrium sulfuricum
- ❑ Vernachlässigt eigene Bedürfnisse .. Kalium phosphoricum
- ❑ Rechthaberisch .... Calcium sulfuricum

Auch für das Ankreuzen der Eigenschaften auf dieser Seite gilt: Nur absolute Ehrlichkeit sich selbst gegenüber führt zum Ziel – dem richtigen Schüßler-Salz für Sie. Vielleicht können Ihnen Freunde oder Familienangehörige beim Herausfinden helfen.

Der Wegweiser zu Ihrem Salz

Im Folgenden finden Sie die umfassenden Bilder aller zwölf Schüßler-Salze. Alle körperlichen und psychischen Auffälligkeiten sind beschrieben, die für den jeweiligen Salz-Typ charakteristisch sind. Mit diesen so genannten Leitsymptomen gleichen Sie nun die von Ihnen gefundenen Anzeichen ab.

Die dargestellten Kennzeichen kommen natürlich nicht alle exakt so vor, wie sie hier beschrieben sind. Manchmal sind sie schwächer ausgeprägt oder fehlen völlig, obwohl Sie zu diesem Typ gehören.

- Als Folge der Gesichtsdiagnose hat sich ja sicher bereits ein Salz in den Vordergrund gearbeitet.
- Sehen Sie nach, welches Salz Sie beim Check-up durch Körper und Psyche (→ Seite 58) am meisten angekreuzt haben. Lesen Sie die Beschreibung dieses Salzes aufmerksam durch.

Finden sich Übereinstimmungen zu den vorliegenden Indizien? Treffen die beschriebenen Merkmale und charakteristischen Schwächen auch auf Sie zu?
Anhand der gefundenen Paralellen können Sie jetzt Rückschlüsse auf das für Sie passende Salz ziehen. Bei mehreren Übereinstimmungen sowohl der körperlichen und psychischen Merkmale wie der Zeichen im Gesicht haben Sie Ihr Salz gefunden.

Behandlung mit dem Konstitutionssalz

Bei den einzelnen Salzen ist jeweils beschrieben, wie Sie zur Behandlung der konstitutionellen Schwächen und Beschwerden vorgehen. Es kann auch vorkommen, dass mehrere Salze für Sie passend sind. Dann sind Sie ein Mischtyp, wie übrigens viele andere Menschen auch. In diesem Fall nehmen Sie zur Konstitutions-Behandlung zwei, maximal drei Salze ein.

Wenn Sie unsicher sind, ob ein Salz wirklich das richtige ist, lesen Sie die folgenden Gesamtschauen, denn sie machen es Ihnen leichter, sich in ein Salz »hineinzufühlen«.

- Sie finden zu jedem Salz die Dosierung, die sich aufgrund der Erfahrung als die beste herausgestellt hat.
- Wie Sie sehen, handelt es sich meist um Behandlungszeiträume von mehreren Monaten. Diese Zeit erklärt sich daraus, dass der Körper die Mineralien nicht nur in den Stoffwechsel einbaut, sondern auch seine Reserven auffüllt.

Typisch Calcium fluoratum

Ein schwaches Bindegewebe sowie eine generell verminderte Stabilität körperlicher Strukturen sind die auffallenden körperlichen Hauptcharakteristika dieses Typs. Sie äußern sich in schwachen Gelenken, Sehnen und Bändern, betreffen aber auch die Wände der Blutgefäße. Damit erklärt sich die Neigung zu Krampfadern und Hämorrhoiden, die durch Bewegungsmangel und ballaststoffarme Ernährung noch verstärkt werden. Die Psyche wirkt angespannt und ängstlich.

Körperliche Anzeichen

Da der Bewegungsapparat nur eingeschränkt gestützt wird, kann es leichter zu Verletzungen bei körperlicher Belastung wie etwa beim Sport kommen. Auch Knochenbrüche und -schwäche sowie Haltungsschäden sind häufige Probleme dieses Salz-Typs. Ebenso schlaffe Haut am Bauch und den Oberschenkeln – unübersehbare Folgen des schwachen Bindegewebes. Bei Frauen kommt es auch leichter zu Schwangerschaftsstreifen.
Die Haut ist häufig rissig, besonders an den Händen und Lippen, neigt zu Verhärtungen und vor allem zur Hornhautbildung.

Eine Besserung dieser Beschwerden bewirken Wärme und Bewegung. Nasskaltes Wetter, Kälte generell sowie Ruhigstellung führen zur Verschlimmerung.

Psychische Merkmale

Dieser Salztyp fällt durch seine oft ausgeprägte Ungeduld und Ruhelosigkeit auf. Weiterhin typisch sind depressive Verstimmung und Angst – besonders davor, die Anforderungen des Alltags und der Mitmenschen nicht bewältigen zu können.

Behandlung für den Calcium-fluoratum-Typ

Nehmen Sie zweimal täglich eine Tablette Kalziumfluorat, über drei bis sechs Monate hinweg. Kinder und Jugendliche sollten über den genannten Zeitraum täglich eine Tablette einnehmen. Nehmen Sie verschiedene Potenzen im Wechsel ein – jeweils einen Monat lang D3, D6 und D12.

Typisch Calcium phosphoricum

Menschen dieses Salz-Typs sind körperlich nur wenig belastbar. Sie haben meist einen schwachen Knochenbau, sind schnell erschöpft und erholen sich nach Anstrengungen langsamer als andere Menschen. Die Psyche erscheint schreckhafter als bei anderen.

Körperliche Anzeichen

Eine Besserung dieser Beschwerden bewirken Hitze und Entspannung. Nässe, Kälte führen zur Verschlimmerung. Auch nachts sind die Beschwerden ausgeprägter.

Überstandene Krankheiten erfordern entsprechend eine deutlich längere Erholungsphase. Die Wachstumsvorgänge sind ebenfalls verzögert: Bei Kindern zeigt sich dies im langsameren Knochenwachstum und verzögerter Zahnbildung. Auch Heilungsprozesse beanspruchen mehr Zeit – ein typisches Problem sind schlecht heilende Knochenbrüche. Ebenso erfordern Entzündungen und Erkrankungen der Schleimhäute eine längere Regeneration. Calcium-phosphoricum-Typen neigen weiterhin zu Kopfschmerzen und Polypen in der Nase und frieren leicht. Auch daran, dass Sie gerne pikante Speisen, Geräuchertes, Senf und Ketchup essen, erkennen Sie dieses Salz.

Psychische Merkmale

Das Salz stärkt Ihre ganze Persönlichkeit und schenkt Ihnen mehr Belastbarkeit.

Psychisch auffällig ist die Schreckhaftigkeit: Schon bei Kleinigkeiten reagiert dieser Salz-Typ ängstlich und zieht sich zurück. Dabei besteht beruflich wie privat die Tendenz, sich übergangen und missachtet zu fühlen.

Behandlung für den Calcium-phosphoricum-Typ

Erwachsene und Jugendliche über 12 Jahren nehmen zweimal täglich zwei Tabletten Kalziumphosphat in der Potenz D6 – zwei, besser noch drei Monate lang. Kindern geben Sie über den genannten Zeitraum täglich eine Tablette.
Zur nachhaltigen Stärkung empfiehlt es sich, die Konstitutions-Behandlung nach vier Wochen zu wiederholen.

Typisch Ferrum phosphoricum

Das größte Handicap dieses Salz-Typs ist sein schwaches Abwehrsystem: Die Reaktion der Immunzellen auf Krankheitserreger ist gestört, und entsprechend hoch ist die Anfälligkeit. Auch die Psyche ist feinfühliger als bei anderen Menschen.

Körperliche Anzeichen

Häufige Infekte und Erkältungen sind charakteristische Schwächen dieses Typs, ebenso die rasche körperliche und geistige Erschöpfbarkeit. Auch Konzentrationsfähigkeit und mentale Leistungskraft sind häufig vermindert.
Weitere Auffälligkeiten sind Rötungen der Haut, besonders im Kopfbereich, und häufige Entzündungen der Sehnen und Bänder - Sehnenscheidenentzündungen sind ein typisches Problem dieser Menschen. Haben sie Schmerzen, gleich welcher Art, bringt ihnen Kälte generell eine Linderung: ein auffälliges Merkmal, das Ihnen die Zuordnung Ihrer körperlichen Anzeichen erleichtern kann.

Psychische Merkmale

Der Ferrum phosphoricum-Typ ist meist nervös und hat mit dadurch bedingten Störungen zu kämpfen. Er ist sehr sensibel und macht es sich im Umgang mit seiner Umwelt oftmals unnötig schwer. Wer das Für und Wider zu lange abwägt und alle Eventualitäten bedenkt, legt sich selbst Steine in den Weg.

Nachts verschlimmern sich die Beschwerden, ebenso durch Wärme und Bewegung. Ruhe, Kühlung sowie Kälte bessern sie.

Behandlung für den Ferrum-phosphoricum-Typ

Erwachsene nehmen über drei Monate hinweg morgens zwei Tabletten Eisenphosphat auf nüchternen Magen ein; Kinder morgens nüchtern nur eine Tablette.
Alle Altersgruppen sollten die Potenzen im Laufe der drei Monate steigern: Beginnend mit D3, im zweiten Monat D6 und schließlich D12.

Typisch für Kalium chloratum

Die Schwächen dieses Typs liegen im Bereich der Schleimhäute: Diese sind übermäßig empfindlich und häufig entzündet. Sein leicht entzündliches Temperament verbirgt der Kalium chloratum-Typ unter Disziplin.

Körperliche Anzeichen

Schnupfen, Entzündungen und Geschwüre (Aphten) im Mundraum sind typisch – wie auch ein weißer Belag auf der Zunge. Die Magenschleimhaut ist ebenfalls anfällig für Entzündungen und der Magen generell empfindlich. Frauen dieses Salz-Typ leiden häufig an Schmier- und Zwischenblutungen. Weitere Schwachpunkte sind rasche Gewichtszunahme und die Neigung zu Besenreisern an den Beinen.

Psychische Merkmale

Sehr pflichtbewusst und leistungsfixiert – so erscheint dieser Salz-Typ nach außen. Dahinter verbirgt sich meist ein sehr emotionaler Mensch, der seine Gefühlswelt verschließt. Das kann häufig zu impulsiven Reaktionen und Selbstmitleid führen.

Bewegung verschlimmert die Beschwerden, ebenso pikant gewürzte und fettreiche Speisen. Wärme und Entspannung bewirken dagegen eine Besserung.

Behandlung für den Kalium-chloratum-Typ

Erwachsene nehmen viermal täglich eine Tablette Kaliumchlorat D6, über ein bis zwei Monate hinweg – bis sich die Beschwerden bessern. Kinder und Jugendliche sollten über den genannten Zeitraum zweimal täglich eine Tablette in der Potenz D6 einnehmen.

»KALIUM STATT VALIUM«

Befindet sich zu wenig Kalium in den Zellen, steigt die Erregbarkeit von Nerven und Muskeln. Hinter so manchen Beschwerden, die als vegetativ oder psychosomatisch bedingt gelten, verbergen sich unerkannte Mängel an Kalium.

Typisch Kalium phosphoricum

Kalium ist das Salz für Nerven und Psyche – entsprechend viele gesundheitliche Probleme treten in diesem Bereich auf.

Körperliche Anzeichen

Charakteristische körperliche Schwachpunkte sind Störungen im Verdauungssystem. Probleme mit dem Darm und Blähungen sind häufig. Die enge Beziehung dieses Salzes zum Nervensystem zeigt sich ferner in Muskelschwäche, die oftmals die Schließmuskel von Blase und Darm betrifft.

Mäßige Bewegung bringt eine Besserung der Beschwerden, Anstrengung, Stress und Kälte verschlimmern sie dagegen.

Ebenso auffällig, leider sehr unangenehm für den Betreffenden und seine Umwelt, ist der starke Mundgeruch. Weitere Merkmale sind Zahnfleischbluten, rasche Erschöpfung und ständiger Hunger. Vertreter dieses Typs könnten auch kurz nach einer Mahlzeit schon wieder essen – sind dabei aber meist nicht beleibter als andere Menschen.

Psychische Merkmale

Die charakteristischen Schwächen liegen wie erwähnt mehr im psychischen Bereich. Das Nervenkostüm dieses Typs ist in der Regel strapaziert und überreizt, was unter anderem zu nervös bedingten Beschwerden wie Schlafstörungen führt. Kalium-phosphoricum-Menschen neigen darüber hinaus sehr zu seelischem Auf und Ab und pendeln dabei nicht selten von Melancholie bis hin zur Hysterie. Ganz typisch sind ihre Angst und Verzagtheit. Das Spektrum, in dem sich dieser Wesenszug äußern kann, reicht von Misstrauen über Weinerlichkeit bis hin zu Platzangst und eingebildeten Krankheiten.

Anstatt sich angesichts der mangelnden seelischen Belastbarkeit zu schonen, betreibt dieser Salz-Typ häufig das genaue Gegenteil. Er verausgabt sich bis zur Selbstaufgabe, weil er den Zusammenhang zwischen Erschöpfung und Überforderung nicht erkennt.

Behandlung für den Kalium phosphoricum-Typ

Erwachsene nehmen Kaliumphosphat D6 vier Wochen lang immer morgens wie die »Heiße Sieben« ein. Dazu werden zehn Tabletten in heißem Wasser aufgelöst und in kleinen Schlückchen getrunken. Für Kinder und Jugendliche werden nur fünf Tabletten Kaliumphosphat D6 aufgelöst und morgens verabreicht.

Typisch Kalium sulfuricum

Diesen Salz-Typ kennzeichnen vor allem zwei Merkmale: häufige Erkältungen und ausgeprägtes Verlangen nach frischer Luft. Letzteres zeigt sich auch darin, dass sich Beschwerden durch Frischluft bessern, während sie der Aufenthalt in geschlossenen, warmen Räumen verschlimmert. Die Stimmung schwankt zwischen »himmelhoch jauchzend« und »zu Tode betrübt«.

Körperliche Anzeichen

Auffällig sind viele Muttermale und Pigmentflecken sowie die Neigung zu Akne und Ekzemen. Die Haut schuppt sich stark, weshalb Schuppenflechte bei diesem Typ häufig auftritt. Ebenfalls typisch ist das ausgeprägte Kältegefühl. Trotz ihres Bedürfnisses nach frischer Luft ist der Betroffene sehr verfroren.

Die Beschwerden verschlimmern sich in geschlossenen, warmen Räumen und gegen Abend. Frische, kühle Luft verschafft hingegen Linderung.

Psychische Merkmale

Übermäßig eifrig erledigt dieser Typ die an ihn gestellten Aufgaben. Das Bestreben, allen Erwartungen gerecht zu werden, macht ihn aber häufig reizbar und sogar niedergeschlagen. Er ermattet rasch und neigt zu melancholischen Stimmungen.

Behandlung für den Kalium-sulfuricum-Typ

Nehmen Sie acht Wochen lang dreimal täglich eine Tablette Kaliumsulfat D6; Kinder und Jugendliche nehmen über diesen Zeitraum zweimal täglich eine Tablette in der Potenz D6.

Typisch Magnesium phosphoricum

Häufige Krämpfe und Muskelverspannungen sind die Probleme, mit denen dieser Typ hauptsächlich zu kämpfen hat. Ebenfalls charakteristisch sind Verdauungsstörungen, die vor allem bei Stress auftreten.

Körperliche Anzeichen

Blähungen, Aufstoßen und Völlegefühl nach dem Essen sind diesem Salz-Typ nur allzu gut vertraut, ebenso wie ein kaum zu überwindendes Verlangen nach Schokolade. Die süße Lust – übrigens nur nach Erzeugnissen aus Kakao – ist ein deutlicher Hinweis auf dieses Salz.
Auch die Art und Weise, in der sich Schmerzen äußern, ist typisch. Sie schießen blitzartig ein und sind bohrend, wie bei quälenden Koliken.

Psychische Merkmale

Magnesium wird auch als Stress-Salz bezeichnet. Dieser Typ zeichnet sich nicht von ungefähr durch eine auffallend geringe Resistenz gegen Druck, Anspannung und das Tempo unserer Zeit aus. Entsprechend häufig hat er es mit Schlafstörungen zu tun und gerät auch nur allzu leicht in Hektik. Dabei reagiert er mitunter auch aggressiv seiner Umwelt gegenüber. Eine aufbrausende Art und nervöse Unruhe sind vielsagende Indizien für diesen Salz-Typ, ebenso wie seine Angst, sich zu blamieren, und sein mangelndes Selbstwertgefühl.

Wärme und Druck auf die schmerzenden Bereiche bessern die Beschwerden, Kälte verschlimmert sie.

Behandlung für den Magnesium-phosphoricum-Typ

Erwachsene nehmen über vier Wochen hinweg die »Heiße Sieben« ein – zehn Tabletten Magnesiumphosphat D6 in heißem Wasser aufgelöst. Kinder und Jugendliche sollten die »Heiße Sieben« mit fünf Tabletten in der Potenz D6 über den genannten Zeitraum täglich einnehmen.

Typisch Natrium chloratum

Haben Sie oder jemand aus Ihrer Nähe andauernd kalte Hände und Füße? Gut möglich, dass Sie oder der Betreffende zu diesem Salz-Typ gehören, besonders dann, wenn zudem schnell etwas »auf den Magen schlägt«.

Körperliche Anzeichen

Menschen dieses Typs haben oft einen sensiblen Magen, der zu hastiges wie zu üppiges Essen, aber auch Anspannung außerordentlich schlecht verträgt. Entsprechend häufig sind Magenschleimhautentzündungen und Magengeschwüre. Weitere Schwachpunkte sind trockene Haut und Störungen im Flüssigkeitshaushalt. Vielfach ist der Speichel- und Tränenfluss aus der Balance gekommen – ist entweder zu stark oder zu schwach. Ein charakteristisches Merkmal ist das Bedürfnis nach Salz und gesalzenen Speisen und ein salziger Geschmack auf der Zunge, selbst wenn Sie kein Salz zu sich genommen haben. Ebenfalls auffällig ist der Fließschnupfen mit wässrigem, klarem Sekret und hohem Verbrauch an Taschentüchern.

Morgens und in den Vormittagsstunden verschlimmern sich die Beschwerden, ebenso wie bei feuchtkaltem Wetter und bei übermäßiger geistiger Anstrengung. Trockene, warme oder frische Luft bewirkt dagegen eine Linderung.

Psychische Merkmale

Dieser Typ sieht die Dinge oft viel schlimmer, als sie sind, und kann auch sehr reizbar sein. Andererseits zieht er sich rasch zurück in ein emotionales Schneckenhaus, ist leicht beleidigt und zum Weinen aufgelegt.

Behandlung für den Natrium-chloratum-Typ

Nehmen Sie dreimal täglich zwei Tabletten Natriumchlorat D6, über vier bis sechs Wochen hinweg – abhängig davon, wie ausgeprägt die Störung bereits ist und wie lange es demzufolge dauert, bis sich die Beschwerden bessern. Kinder und Jugendliche sollten über den genannten Zeitraum zwei bis drei Tabletten täglich in der Potenz D6 einnehmen.

Typisch Natrium phosphoricum

Übersäuerung und daraus folgende Beschwerden sind die augenfälligsten Schwächen dieses Typs – Sodbrennen oder Magenschleimhautentzündung sind entsprechend häufig vertreten. Reizbar und aufbrausend ist auch das Temperament.

Körperliche Anzeichen

Die charakteristischen Störungen im Stoffwechsel betreffen auch die Fettverdauung, weswegen dieser Typ zu Gallensteinen neigt. Der gestörte Fettstoffwechsel hinterlässt seine Spuren auch an Haut und Haaren: Sie sind entweder zu trocken oder sehr fett.

Weitere Merkmale sind häufige Entzündungen der Blase sowie ein starkes Verlangen nach süßen Speisen. Diese sind aber gerade diesem Typ alles andere als zuträglich, da sie seinen Säure-Basen-Haushalt noch weiter aus dem Gleichgewicht bringen.

Körperliche Überlastung, feuchtkaltes Wetter und fette, süße sowie übersäuernde Speisen verschlimmern die Beschwerden. Basische Nahrungsmittel und Ruhe bewirken eine Besserung.

Psychische Merkmale

Dieser Typ ist ausgesprochen reizbar – schon bei geringstem Anlass kann er zum »HB-Männchen« werden. Zu der aufbrausenden Art – die sich oft gegen den Betreffenden selbst richtet – addiert sich oft ein überzogener und sinnlos hoher Energieaufwand, mit dem Dinge erledigt werden.

Auf den ersten Blick gar nicht passend sind dagegen Niedergeschlagenheit und Ängstlichkeit – vor allem fürchtet sich dieser Salz-Typ vor dem Alleinsein. Wer sich schnell einsam fühlt und ständig jemand um sich haben muss, gehört häufig zu diesem Typ.

Behandlung für den Natrium-phosphoricum-Typ

Erwachsene nehmen drei Monate lang über den Tag verteilt sechs Tabletten Natriumphosphat D6. Kinder und Jugendliche nehmen zwei bis vier Tabletten.

Typisch Natrium sulfuricum

Wenn Natrium sulfuricum im Körper fehlt, hat man Probleme mit allem, was die Ausscheidung betrifft. Das betrifft nicht nur die körperliche Ebene, sondern auch die mentale. Menschen dieses Typs sind es gewöhnt, Dinge in sich hineinzufressen, so dass langsam eine negative Grundstimmung im Inneren wächst.

Körperliche Anzeichen

Häufige Verstopfung, aber auch Durchfall sowie Blähungen und Nierenbeschwerden sind häufige Beschwerden, die zeigen, dass die Müllabfuhr im Körper nicht stimmt. Geschwollene Beine und Füße zeigen Wassereinlagerung, und auch geschwollene Tränensäcke sind charakteristische Merkmale für den gestörten Abtransport von Schlackenstoffen und Körpersäften. Ein weiteres Indiz für diesen Salz-Typ ist, dass sich seine Beschwerden durch nasskalte Witterung verschlechtern. Schmerzende Gelenke während der Wintermonate und Schmerzen bei Wetterwechsel sind deshalb ein aussagekräftiger Schwachpunkt.

Verschlimmerungen der Beschwerden treten am Morgen sowie bei feuchtem, drückendem Wetter auf. Trockenheit und Wärme bewirken eine Besserung.

Psychische Merkmale

Unter diesen Salz-Typen finden sich viele, die negativ denken. Das muss nicht immer so gewesen sein, aber mit fortschreitendem Alter wird eine pessimistische Einstellung zum Leben und eine demzufolge depressive Stimmungslage häufig. Meist bemerken die Betroffenen diese Veränderung ihres Verhaltens nicht. Sie halten sich für witzig und charmant und spüren nicht, dass sich immer mehr Zynismus in ihre Äußerungen mischt, der andere verletzt und befremdet.

Behandlung für den Natrium-sulfuricum-Typ

Erwachsene und Jugendliche nehmen dreimal täglich zwei Tabletten Natriumsulfat D6 – sechs bis acht Wochen lang. Kinder bekommen dreimal täglich eine Tablette in der Potenz D6.

Typisch Silicea

Wie kaum ein zweites Salz führt der Mangel an Kieselsäure (Silicea) zu einer Reihe von äußeren Anzeichen, an denen sich der Silicea-Typ schnell und einwandfrei erkennen lässt. Faltige, frühzeitig gealterte Haut, brüchige Fingernägel, Haarausfall und häufige Hautentzündungen sind nur einige der Anzeichen.

Körperliche Anzeichen

Wer an Silicea-Mangel leidet, braucht nur gegen eine Tisch- oder Stuhlkante zu stoßen, und schon zeigt sich ein großer, oft sogar blutunterlaufener Fleck. Auch Dehnungsstreifen in der Haut sind typisch und zeigen sich vor allem an den Oberschenkeln, am Bauch und am Dekolletee. Dieses Nachgeben ist die Folge des konstitutionsbedingt schwachen Bindegewebes.
Ebenso eindeutig sind drei weitere Anzeichen - die schlechte Wundheilung, das abwehrschwache Immunsystem und eine Neigung zu Gelenkbeschwerden, vor allem zu Verletzungen.

Durch Kälte, gegen Abend sowie nachts und bei Bewegung verschlimmern sich die Beschwerden. Verstärkend wirken auch der Genuss von Wein und - bei Frauen - die Menstruation. Wärme und Zudecken bewirken eine Besserung.

Psychische Merkmale

Silicea-Typen sind ausgesprochen harmoniebedürftig. Konflikte und auch nur geringen Widerstand seitens ihrer Umwelt ertragen sie nur schwer. Denn sie fühlen sich rasch angegriffen und reagieren leicht beleidigt und gereizt statt sachlich oder souverän. Hinter dieser auffallend großen Empfindlichkeit steckt ein schlecht ausgeprägtes Selbstwertgefühl und mangelndes Vertrauen in die eigenen Fähigkeiten.

Behandlung für den Silicea-Typ

Erwachsene nehmen über drei Monate hinweg dreimal täglich eine Tablette Kieselsäure. Jugendliche sollten täglich zwei, Kinder täglich eine Tablette einnehmen. Alle Altersgruppen steigern im Laufe der Behandlung die Potenzen: Im ersten Monat D3, dann D6 und schließlich D12.

Typisch Calcium sulfuricum

Ein Mangel an Kalziumsulfat ist im Gegensatz zu einem Mangel an Silicea nur an wenigen äußeren Signalen zu erkennen. Neben der Alabasterhaut (→ Seite 57) gibt es so gut wie keine sichtbaren Merkmale. Umso deutlicher tritt der Mangel in körperinneren Prozessen zutage.

Körperliche Anzeichen

Beobachten Sie sich, wenn Sie krank sind, und überlegen Sie, ob es nicht für Sie typisch ist, dass Entzündungen länger dauern als bei anderen? Wenn sich bei Ihnen ein Schnupfen zur Nasennebenhöhlenentzündung entwickelt, eine Halsentzündung zur eitrigen Angina, ein Husten zur Bronchitis oder wenn Sie zu Mittelohr-, Gelenk- und Blasenentzündungen neigen, sind dies klassische Anzeichen für einen Mangel an Calcium sulfuricum. Diese Komplikationen sprechen generell schlecht auf die Behandlung an und neigen zu einem chronischen Verlauf.

Wärme, Ruhe und Entspannung bessern die Beschwerden. Nasse Kälte, Witterungsumschwünge und übersäuernde Nahrungsmittel verschlechtern sie dagegen.

Psychische Merkmale

Obwohl Sie bei einer Erkrankung nur lange Ruhe kuriert, wissen Sie, dass Alleinsein und Einsamkeit Ihre Beschwerden verschlimmern. Gute, verständnisvolle Pflege durch einen geliebten Menschen dagegen bringen Sie relativ rasch wieder auf die Beine und zurück in den Trubel und zu den Pflichten des Alltags. Umso schlimmer ist es daher, dass Menschen dieses Salztyps so häufig Probleme haben, sich ihrer Umwelt zu öffnen und Kontakte zu knüpfen. Diese selbstverursachte Isolation verstärkt die Neigung zu extremem Verhalten.

Behandlung für den Calcium-sulfuricum-Typ

Erwachsene und Jugendliche nehmen drei Monate lang viermal täglich zwei Tabletten Kalziumsulfat D6. Kinder sollten dreimal täglich eine Tablette in der Potenz D6 bekommen.

Zum Nachschlagen

Literatur

Hartwig Gäbler: Mineralstoffe des Lebens.
© Deutsche Homöopathie-Union. Karlsruhe 1990

Hartwig Gäbler: Wesen und Anwendung der Biochemie.
Therapie mit Mineralstoffen nach Dr. Schüßler.
© Deutsche Homöopathie-Union. Karlsruhe 1991

Dr. hc. Kurt Hickethier: Lehrbuch der Biochemie.
© Verlag Charlotte Depke. Kemmenau 1994

Dr. Karl Kirchmann: Biochemie Lexikon nach Dr. Schüßler.
© Eva Kirchmann Verlag. Hamburg 1990

Dr. med Niels Krack: Biochemischer Leitfaden nach
Dr. Schüßler mit Signaturenlehre.
© WBV Biologisch-Medizinische Verlagsgesellschaft mbH
& Co KG. Schorndorf 1984

Inzwischen bieten auch zahlreiche Volkshochschulen Kurse zu den Schüßler-Salzen und zur Antlitzdiagnose an. Qualifizierte Dozenten nennt Ihnen sicher auch der Biochemische Bund Deutschlands, dessen Adresse Sie nebenstehend finden.

Adresse des Dachverbandes

Biochemischer Bund Deutschlands e.V.
In der Kuhtrift 18, 41 541 Dormagen
Fax: (0 21 33) 73 91 38, Mail: biochemie@bbdnet.de

Internet-Adressen

www.biochemie-net.de
www.schuessler.dhu.de

Über dieses Buch

Die Autorin Marlene Weinmann studierte Humangenetik und Ethnologie in München und Wien. Sie publiziert seit mehreren Jahren als Fachautorin und Wissenschaftsjournalistin mit den Themenschwerpunkten »Gesundheit«, »Ernährung« und »Alternative Heilmethoden« in Fachzeitschriften und arbeitet für verschiedene Rundfunkanstalten. Sie lebt und arbeitet in Hamburg und in ihrer Heimatstadt Wien.

Bitte beachten Sie: Die Schüßler-Salze bieten Ihnen einen natürlichen Weg, Beschwerden auf sanfte Art und Weise zu lindern. Den Gang zum Arzt kann und soll dieses Buch jedoch nicht ersetzen!

Bildnachweis Illustrationen: Sascha Wuillemet, Icking: 46-57
Fotos: Karl Newedel, München: 20, 22, 23, 24, 26, 28, 29, 30, 32, 33, 34, 35; photodisc, Hamburg/Seattle: 6, 11, 16, 40

Haftungsausschluss Die Inhalte dieses Buches sind sorgfältig recherchiert und erarbeitet worden. Dennoch kann weder die Autorin noch der Verlag für die Angaben in diesem Buch eine Haftung übernehmen.

Weltbild Buchverlag
-Originalausgaben-

Projektleitung: Dr. Ulrike Strerath-Bolz
Redaktion: Verena Zemme / Claudia Krader
Umschlagabbildung: Mauritius Die Bildagentur GmbH, Mittenwald (Stock Image)
Umschlaggestaltung: X-Design, München
Layout: X-Design, München
Satz: Lydia Koch, Augsburg
Reproduktion: Point of Media GmbH, Augsburg
Druck und Bindung: TYPOS-Digital Print, spol. s r. o., Kovarska 328/7,
CZ-30526 Pilsen

Gedruckt auf chlorfrei gebleichtem Papier

Printed in Czech Republic

ISBN 3-89897-017-5

Register